胃炎の京都分類

QandA

監修

春間　賢

編集

加藤　元嗣

井上　和彦

村上　和成

鎌田　智有

日本メディカルセンター

■監　修

春間　　賢　川崎医科大学総合医療センター総合内科学2（消化器内科）特任教授

■編　集

加藤　元嗣　国立病院機構函館病院　院長
井上　和彦　淳風会健康管理センター　副センター長
村上　和成　大分大学医学部消化器内科　教授
鎌田　智有　川崎医科大学健康管理学　教授

■執　筆（執筆順）

寺尾　秀一　加古川中央市民病院　副院長／消化器内科　診療部長
加藤　元嗣　国立病院機構函館病院　院長
増山　仁徳　増山胃腸科クリニック　院長
中島　滋美　滋賀医科大学地域医療教育研究拠点　准教授／地域医療推進機構滋賀病院総合診療科　部長
加藤　隆弘　愛生会山科病院　院長
八木　一芳　新潟大学地域医療教育センター魚沼基幹病院消化器内科　教授
村上　和成　大分大学医学部消化器内科　教授
春間　　賢　川崎医科大学総合医療センター総合内科学2（消化器内科）特任教授
間部　克裕　国立病院機構函館病院消化器科　部長
井上　和彦　淳風会健康管理センター　副センター長
伊藤　公訓　広島大学病院消化器・代謝内科　診療教授
北村　晋志　徳島大学大学院医歯薬学研究部消化器内科　助教
大和田　進　アスクオオワダ，乾内科クリニック
河合　　隆　東京医科大学消化器内視鏡学　主任教授
鎌田　智有　川崎医科大学健康管理学　教授
安田　　貢　KKR高松病院人間ドックセンター　センター長
川村　昌司　仙台市立病院消化器内科　医長

序　文

　胃癌検診やプライマリケアの現場で，上部消化管内視鏡検査が積極的に行われるようになってきた．内視鏡検査の目的は，胃癌や消化性潰瘍などの器質的疾患の診断であるが，最近では，胃粘膜を観察することにより，*Helicobacter pylori*（*H. pylori*）感染診断と胃癌のリスク評価をすることも重要となった．「胃炎の京都分類」は，正にその目的にフィットした手引書であるが，2014年9月に発行された「胃炎の京都分類」も3年が経過した．できるだけ内視鏡画像を多くし，わかりやすい解説を心がけたが，実際の臨床の場で，内視鏡専門医の先生方からこれから胃炎を勉強される先生まで幅広い先生方に使用頂き，所見や語句のわかりにくい個所がいくつか認められた．そこで，これまで寄せられた疑問点と問題点をもとに作成されたのが，今回の「胃炎の京都分類 Q and A」である．日々の内視鏡検査で胃癌などの器質的疾患を認めることはそんなに多くはないが，胃炎はきわめて common disease で，毎日多数の症例に出会う．また，*H. pylori* 除菌例も増加し，胃粘膜はどんどん変化してきている．この QA 集を購入し，「胃炎の京都分類」と合わせて読んで頂くことにより，日常診療の内視鏡検査がワクワクした楽しい検査となるとともに，より高いレベルの胃炎診断を行うことができると確信している．

　さて，本 QA 集の内容であるが，「胃炎の京都分類」と同じく，内視鏡写真をできるだけ多く掲載し，短時間に内容が理解できるように工夫したことが特徴である．最近では，画像強調内視鏡（IEE）が日常診療で使用される頻度が増えてきているので，NBI，BLI，LCI などの IEE の画像もできるだけ追加した．個々の内視鏡所見の中では，萎縮の診断，びまん性発赤，腸上皮化生，鳥肌胃炎，地図状発赤，斑状発赤，自己免疫性胃炎など，*H. pylori* 感染診断や除菌判定，さらに，胃癌のリスク評価に重要な所見を取り上げ，わかりやすい解説を行っている．最近では，プロトンポンプ阻害薬（PPI）などの薬剤による胃粘膜変化や，胃ポリープに出会う機会が増加しているので，本書でも取り上げている．胃癌のリスク評価については，胃癌検診の場でもスコア化によるリスク評価も積極的に行われつつあるので，本書でも解説するとともに，除菌後胃癌，*H. pylori* 陰性癌が増加しつつある現況に鑑み，胃癌診断のコツにも言及している．

　H. pylori 除菌例が著しく増加し，さらに PPI などの薬剤による胃粘膜変化を伴う症例も，日常診療だけでなく胃癌検診の場でも出会う機会が増加している．本書は，胃炎診断を行う先生方にとって必読の書であるとともに，「胃炎の京都分類」の改訂に向けて，先生方が積極的に参加できる入場券となるものである．

　2017 年 9 月

春間　　賢

CONTENTS

胃炎の京都分類 Q and A

重要所見　**Q1** 特異的に *H. pylori* 未感染，*H. pylori* 現感染，*H. pylori* 既感染を診断する内視鏡所見はどれですか……………………9
（寺尾秀一，加藤元嗣）

萎縮　**Q2** 木村・竹本分類について，C-2 と C-3，O-1 と O-2，O-2 と O-3 の区別のポイントを教えて下さい……………………12
（増山仁徳，加藤元嗣）

Q3 胃粘膜萎縮を診断するコツはありますか……………………15
（中島滋美，加藤隆弘）

Q4 萎縮がはっきりしない症例では IEE は有用ですか…………17
（八木一芳，村上和成）

Q5 前庭部の萎縮はどのように診断しますか……………………19
（中島滋美，春間　賢）

A 型胃炎　**Q6** 前庭部には萎縮がなく，体部と穹窿部には高度の萎縮を認める A 型胃炎の記載はどのようにしますか……………………22
（寺尾秀一，春間　賢）

びまん性発赤　**Q7** びまん性発赤の診断は IEE では容易になりますか…………25
（間部克裕，村上和成）

Q8 *H. pylori* 感染以外にびまん性発赤を呈する場合はありますか
………………………………………………………………27
（寺尾秀一，井上和彦）

Q9 除菌成功後のびまん性発赤の診断はどのようにしますか……30
（加藤元嗣，寺尾秀一）

胃ポリープ　**Q10** 胃のポリープの鑑別を教えてください……………………31
（伊藤公訓，春間　賢）

胃底腺ポリープ　**Q11** 胃底腺ポリープが出現・増大することがありますか…………33
（伊藤公訓，井上和彦）

Q12 胃底腺ポリープを観察できれば，未感染と判断してよいですか
……………………………………………………………………34

（井上和彦，伊藤公訓）

皺襞腫大

Q13 胃体部粘膜ひだの変化について教えてください……………36

（北村晋志，村上和成）

RAC

Q14 RACがどのように観察されたら *H. pylori* 未感染と診断しますか
……………………………………………………………………38

（八木一芳，大和田進）

Q15 *H. pylori* 未感染でもRACがみられないことがありますが，
それはどのような場合ですか……………………………………40

（間部克裕，村上和成）

Q16 除菌後のRACの回復について教えてください………………42

（八木一芳，河合　隆）

腸上皮化生

Q17 通常の内視鏡で診断できる腸上皮化生の所見は？……………44

（加藤隆弘，加藤元嗣）

鳥肌

Q18 鳥肌胃炎の典型例は診断容易ですが，診断に迷う症例は
ありますか………………………………………………………46

（北村晋志，鎌田智有）

点状発赤

Q19 点状発赤は除菌によりどの程度改善しますか…………………48

（安田　貢，村上和成）

稜線状発赤

Q20 稜線状発赤は表層性胃炎ではないのですか……………………50

（春間　賢，大和田進）

除菌後の所見

Q21 除菌成功後には胃炎所見はどのように変化しますか…………53

（鎌田智有，河合　隆）

Q22 除菌成功後にどうして地図状発赤がみられるのですか………56

（川村昌司，加藤元嗣）

Q23 除菌後にみられる所見として，「地図状発赤」「斑状発赤」
「発赤陥凹」の違いを教えてください…………………………58

（川村昌司，寺尾秀一）

Q24 除菌後に地図状発赤がみられる症例の割合はどの程度ですか…60

（安田　貢，鎌田智有）

Q25 除菌施行後に，特異型腸上皮化生は地図状発赤に変化するのでしょうか……………………………………………………61

(安田　貢，川村昌司)

Q26 除菌成功後の所見で inactive gastritis ではなく non-gastritis と診断される場合がありますか……………………63

(中島滋美，鎌田智有)

内視鏡機種の影響 **Q27** 内視鏡の機種によって胃炎所見の判断が異なることはありませんか………………………………………………65

(井上和彦，大和田進)

薬剤の影響 **Q28** 薬剤による胃粘膜変化はどのようなものですか……………67

(伊藤公訓，鎌田智有，春間　賢)

胃癌リスクスコア **Q29** 胃癌リスク所見のうちもっともリスクが高いのはどの所見ですか………………………………………………69

(大和田進，安田　貢)

Q30 「胃癌リスクスコア」の中にあるびまん性発赤は胃癌リスクですか………………………………………………71

(加藤元嗣，鎌田智有)

胃癌スクリーニング **Q31** 胃炎の診断は胃癌の見つけ出しにどのように役立ちますか…72

(北村晋志，加藤元嗣)

索　引…………74

表紙・カバー写真提供：川崎医科大学消化管内科学

胃炎の京都分類

局　在	内視鏡所見名	英語表記	H. pylori 感　染	H. pylori 未感染	H. pylori 除菌後
胃粘膜全体	萎縮	atrophy	○	×	○〜×
	びまん性発赤	diffuse redness	○	×	×
	腺窩上皮過形成性ポリープ	foveolar-hyperplastic polyp	○	×	○〜×
	地図状発赤	map-like redness	×	×	○
	黄色腫	xanthoma	○	×	○
	ヘマチン	hematin	△	○	○
	稜線状発赤	red streak	△	○	○
	腸上皮化生	intestinal metaplasia	○	×	○〜△
	粘膜腫脹	mucosal swelling	○	×	×
	斑状発赤	patchy redness	○	○	○
	陥凹型びらん	depressive erosion	○	○	○
胃体部	皺襞腫大，蛇行	enlarged fold, tortuous fold	○	×	×
	白濁粘液	sticky mucus	○	×	×
胃体部〜穹窿部	胃底腺ポリープ	fundic gland polyp	×	○	○
	点状発赤	spotty redness	○	×	△〜×
	多発性白色扁平隆起	multiple white and flat elevated lesions	△	○	○
胃体下部小彎〜胃角小彎	RAC	regular arrangement of collecting venules	×	○	×〜△
胃前庭部	鳥肌	nodularity	○	×	△〜×
	隆起型びらん	raised erosion	△	○	○

○：観察されることが多い，×：観察されない，△：観察されることがある

〔春間賢 監，加藤元嗣，井上和彦，村上和成，鎌田智有 編：胃炎の京都分類．2014，p.26，日本メディカルセンター，東京〕

頻出略語一覧

BLI	Blue Laser Imaging
IEE	image enhanced endoscopy
LBC	light blue crest
LCI	Linked Color Imaging
NBI	Narrow Band Imaging
NSAID	nonsteroidal anti-inflammatory drug　非ステロイド系消炎鎮痛薬
OLGA	Operative Link on Gastritis Assessment
OLGIM	Operative Link on Gastric Intestinal Metaplasia assessment
PPI	proton pump inhibitor　プロトンポンプ阻害薬
WOS	white opaque substance

木村・竹本分類の原著〔Endoscopy 1969;1(3):87-96〕では，C-Ⅰなどローマ数字で示されているが，本書ではC-1など算用数字で表記した．

重要所見

Q1 特異的に H. pylori 未感染，H. pylori 現感染，H. pylori 既感染を診断する内視鏡所見はどれですか

未感染・現感染・既感染を特異的に診断する所見があり，これらを熟知することで3者の鑑別が可能です

H. pylori 感染状況を特異的に鑑別診断できる内視鏡所見を列挙します（図1）.

▶ 特異的に H. pylori 未感染を現感染・既感染から鑑別する内視鏡所見

胃粘膜全体が光沢のある正色調粘膜が存在しRACが胃角小彎まで正常に観察されることが重要です．留意すべき点は，胃角小彎の直上でわずかな褪色域が認められたり，胃体部に軽度のびまん性発赤がある場合にはH. pylori 未感染とはいえません．ヘマチン付着，稜線状発赤，胃底腺ポリープ，隆起型びらんは，H. pylori 未感染例に出現することが多いですが，必ずしも特異的ではありません．

▶ 特異的に H. pylori 現感染を診断する内視鏡所見

びまん性発赤と粘膜腫脹，白濁粘液です．H. pylori 現感染例の非萎縮粘膜領域にはびまん性発赤がみられます．粘膜腫脹も H. pylori 現感染に特異的な所見ですが，その存在に気づかないことも少なからずあります．びまん性発赤のみで白濁粘液のない H. pylori 現感染例も存在します．また，「点状発赤」は，H. pylori 現感染に時々みられますが，H. pylori 既感染例にも残存することがあります．

▶ 特異的に H. pylori 既感染を診断する内視鏡所見

「びまん性発赤の消失」所見と「地図状発赤」所見です．H. pylori 除菌に成功すると全例びまん性発赤は消失しますので，この所見がもっとも重要です．また，腸上皮化生が存在する場合には除菌成功後に地図状発赤として顕在化することがあります．なお「地図状発赤」は多彩な形態の発赤で，「斑状発赤」の一部や京都分類に記載のない小発赤陥凹などが含まれます．萎縮や腸上皮化生が軽度の場合には，地図状発赤はみられず，胃底腺領域にRACが観察されます．

なお，「萎縮（褪色調粘膜・血管透見像）」所見と「腸上皮化生」所見は，除菌後の内視鏡像の変化が一様でないため現感染と既感染との鑑別には用いません．「皺襞腫大・蛇行」所見と「鳥肌」所見は，除菌成功後に時間の経過とともに徐々に軽減・消退するため，やはり現感染と既感染との鑑別には不向きです．これらの所見は，H. pylori 現感染にも既感染にも共通してみられる所見として扱うほうが実践的には妥当です．また，H. pylori 感染時にみられる所見と H. pylori 未感染時にみられる所見が共存している場合には，H. pylori 既感染を強く疑います．たとえば萎縮の所見があり，その近傍の非萎縮粘膜にRACを認める場合や，萎縮所見と胃底腺ポリープを同時に認める場合などです．

H. pylori 未感染

正色調，光沢のある粘膜，胃角付近までRAC＋

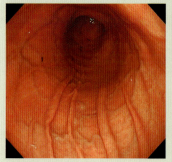 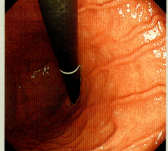 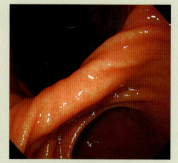

H. pylori 現感染

びまん性発赤　　　　白濁粘液　　　　粘膜腫脹

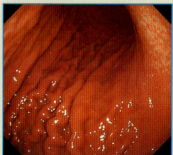 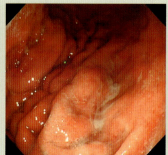 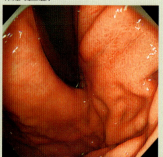

H. pylori 既感染

びまん性発赤の消失　　地図状発赤の顕在化

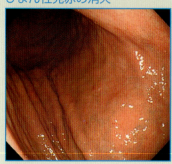 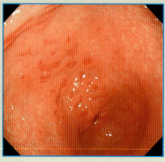

図1　H. pylori 感染を鑑別する代表所見

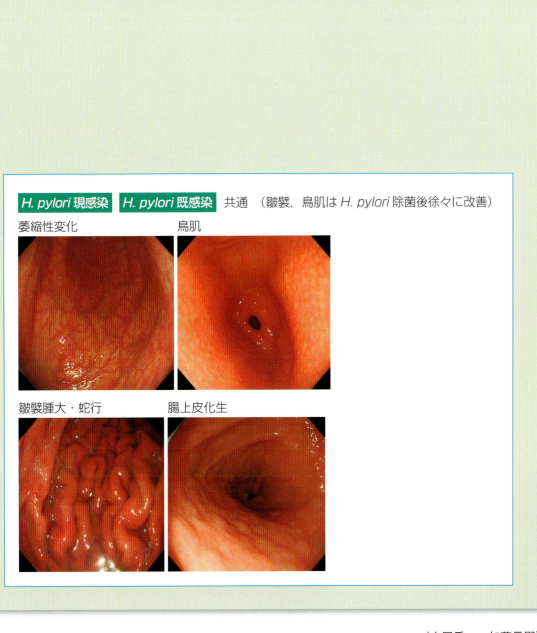

(寺尾秀一,加藤元嗣)

萎縮

Q2 木村・竹本分類について，C-2とC-3，O-1とO-2，O-2とO-3の区別のポイントを教えて下さい

A 体部の萎縮境界を見上げ観察と見下ろし観察で認識して，萎縮範囲を同定します

胃粘膜の萎縮性変化は前庭部から始まり，胃角小彎側から噴門に広がり，徐々に大彎側に進展していきます（図1）．木村・竹本分類は萎縮性胃炎の拡がりを内視鏡所見から分類したものです（図2）[1)]．木村・竹本分類は胃癌のリスク，胃酸分泌の状態を評価するうえで，もっとも簡便かつ正確な方法として認識されています．

内視鏡的萎縮範囲は木村・竹本分類を用いて以下に分類できます[2)]．

> C：closed type 胃体部小彎の萎縮が噴門までつながっていない．
> C-1：萎縮境界が胃角部小彎を越えない．
> C-2：萎縮境界が胃体部小彎の中央より肛門側に存在する．
> C-3：萎縮境界がそれより口側に存在する．
>
> O：open type 胃体部小彎の萎縮が噴門までつながっている．
> O-1：胃体中下部の見下ろし観察で，萎縮範囲が半周を超えない．
> O-2：胃体中下部の見下ろし観察で，萎縮範囲が半周を超えて2/3を超えない．
> O-3：胃体中下部の見下ろし観察で，萎縮範囲が2/3を超える．

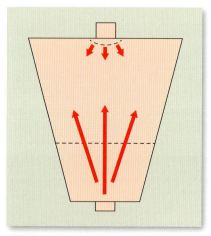

図1 萎縮性変化の進展

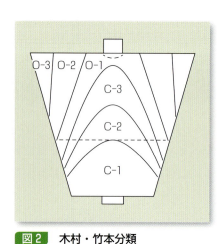

図2 木村・竹本分類
〔文献1）より引用，改変〕

しかし判断に迷うことも多々あるのも事実です．
以下，区別のポイントを解説いたします．
● 一般的に送気が多く，膨らみが強いと血管透見像はよく観察でき，膨らみが弱いと血管透見像は見えにくくなります．C-2と

C-3の判断に迷ったときは，胃体部小彎の萎縮範囲を見上げでの観察と見下ろしの観察を交互に行い決定しますが，一般的に見上げでの観察では萎縮範囲が口側まで拡

がって見え，見下ろし観察では逆に肛門側側に寄って見えます．
- O-1 と O-2 で迷った場合は，胃角部から胃体中部にかけての前壁の萎縮境界を見下ろしと見上げ像から判断します．胃体中下部の見下ろしで半周未満は O-1 と，半周を超えると O-2 と判定します．
- O-2 と O-3 は胃体中部の見下ろし観察で萎縮範囲が半周を超えていれば，O-2，2/3 を超えていれば O-3 と判定します．いわゆる広範萎縮の O-p は O-3 に含まれます．
- 胃癌リスクという観点からは，C-2 と C-3 ともどちらかといえば胃癌の低リスク群であり正確性はあまり問題となりません．また，O-2 と O-3 とも胃癌の高リスクであるので厳密な区別は要求されません．O-1 と O-2 の間には胃癌発症率に差があるのでここは慎重に判定する必要があります（図3）[3]．
- 判定に迷った場合は C-3/O-1 のように自分で優勢と思われる所見を前に，迷った所見を後に記載しておくとよいでしょう．

症例を示します．
C-2 と C-3 の判断に迷った例です（図4）．図4a と図4b の組み合わせでは C-2

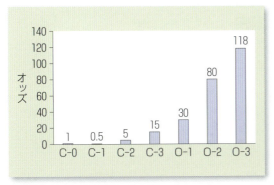

図3 胃粘膜萎縮と胃癌発症リスク
〔文献3）より引用，改変〕

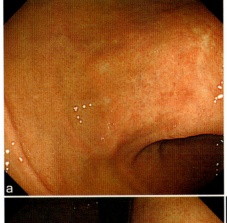

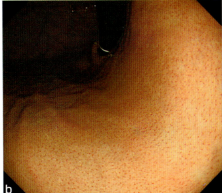

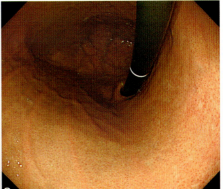

図4 C-2 と C-3 の判断に迷った例
a, b では C-2, a, c では C-3 と考えられた．
最終診断：C-2

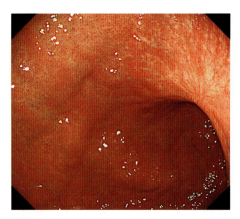

図5 O-1 と診断した例

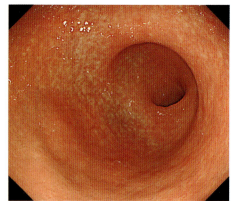

図6 O-2 と診断した例

と，図4a と図4c の組み合わせでは C-3 ととれます．最終的に C-2 と判定しました．

図5 は O-1 と，図6 は O-2 と診断した例です．

文　献
1) Kimura K and Takemoto T : An endoscopic recognition of the atrophic border and its significance in chronic gastritis. Endoscopy 1969 ; 1（3）: 87-96
2) 日本消化器内視鏡学会附置研究会「慢性胃炎の内視鏡診断確立のための研究会」の資料より
3) Masuyama H, Yoshitake N, Sasai T, et al : Relationship between the degree of endoscopic atrophy of the gastric mucosa and carcinogenic risk. Digestion　2015 ; 91 : 30-36

（増山仁徳，加藤元嗣）

萎縮

Q3 胃粘膜萎縮を診断するコツはありますか

萎縮診断には「木村・竹本分類改訂版」を使用します

　胃粘膜萎縮を診断するには以下の二つの基本的事項を知っておく必要があります．

① 胃粘膜萎縮は胃固有腺の消失で定義されますが，軽度の萎縮は内視鏡的にも組織学的にも診断が難しいのが実情です．しかし，化生があれば診断がつけられます．つまり，胃底腺領域（移行帯を含む）では胃底腺が幽門腺または腸上皮に置き換わっていれば萎縮と診断できます（幽門腺または偽幽門腺化生，および腸上皮化生）．幽門腺領域では本来の幽門腺と偽幽門腺化生との区別はつきませんが，腸上皮化生があれば萎縮と診断できます[1]．

② 萎縮のない正常胃（C-0）では胃底腺－幽門腺境界は不明瞭です．なぜなら，胃底腺領域は幽門腺領域に突然変化するのではなく，移行帯を介して緩やかに変化しているからです[2]．言い換えると，はっきりとした境界線が認められれば胃底腺領域と幽門腺領域が急激に移行しているということで，これは移行帯の幅が狭くなっていることを意味します．つまり，移行帯の粘膜に幽門腺／偽幽門腺化生が生じたために移行帯の幅が狭くなっているのです．したがって，移行帯に萎縮があれば，腺境界は線として観察できるのです．これを木村・竹本は内視鏡的萎縮境界と命名しました[3]．

　以上のことを頭に入れ，内視鏡診断します．胃粘膜の萎縮は，白色光では血管透見のある菲薄化した褪色調の粘膜で診断します．これは，本来胃底腺または移行帯であった粘膜が，幽門腺／偽幽門腺化生または腸上皮化生により置換され，薄くなっているのです．炎症の過程で線維化が強く生じたと思われる部分が白っぽく見える場合もあり，これも萎縮と診断できます．体部大彎ではひだが縮小していることで萎縮を疑います．逆に胃底腺が残存している部分では，赤みを帯びたやや厚い粘膜があり，表層以外の血管はほとんど透見されません．体部大彎側に萎縮がない場合にはひだがよく観察されます．

　幽門腺／偽幽門腺化生および腸上皮化生粘膜は画像強調内視鏡（IEE）や拡大観察で同定可能な場合がありますので，萎縮診断の参考にするとよいと思われます[4]．詳しくは別項（Q4，17頁）をご参照ください．

　萎縮の範囲診断には，木村・竹本の分類[3]を用います．ただし，木村・竹本のオリジナルの文献では不明確な点がありましたが，中島らの改訂版（図）[2,5]では萎縮境界の範囲を明確に規定しています．ただし，必ずしも萎縮の範囲が明確に診断できるという症例ばかりではありません．とくに *H. pylori* 除菌後では，萎縮の範囲診断が困難になる例がしばしばあります．また，IEEを使用すると白色光通常観察とは異なる部分に萎縮や非萎縮を認める場合もあり，木村・竹本分類の適用に困ることもあります．萎縮の内視鏡診断は病理所見と整合性を保つ必要があり，範囲診断

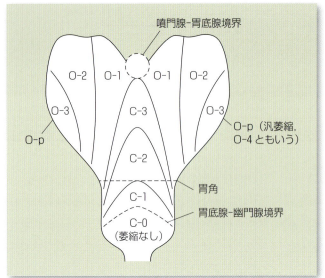

図 榊・竹本改定案にC-0とO-pを加えた中島改訂版

各萎縮度の範囲を示し，さらに萎縮のないC-0と胃全体が萎縮したO-pを含めている．現時点ではもっとも新しい改訂版である．

〔中島滋美，他　2009[2]より引用〕

に関しては今後再検討が必要かと思われます．現時点では，白色光による観察でまず診断し，それをIEEで補うという方法が現実的かと思われます．

木村・竹本の萎縮分類（改訂版を含めて）は，胃癌リスクにも関連していますので[6),7)]，通常の内視鏡検査はもちろん，今後導入が広がる内視鏡検診では実施を検討するとよいでしょう．ただし，萎縮境界が不明瞭な症例もありますので，あまり神経質にならず，大まかな診断でよいと思われます．*H. pylori*感染者が減少してきた昨今，体部に高度の萎縮を生じる自己免疫性胃炎（A型胃炎）の存在がクローズアップされてきました[8)]．とくにO-p（またはO-4）の萎縮を見た場合には，この疾患を鑑別する必要があります．

文献

1) Dixon MF, Genta RM, Yardley JH, et al：Classification and grading of gastritis. The Updated Sydney System. Am J Surg Pathol　1996；20：1161-1181
2) 中島滋美，榊　信廣，服部隆則：組織学的胃炎のtopographyと内視鏡所見．Helicobacter Research　2009；13（2）：74-81
3) Kimura K and Takemoto T：An endoscopic recognition of the atrophic border and its significance in chronic gastritis. Endoscopy　1969；1（3）：87-96
4) Saka A, Yagi K, Nimura S：OLGA- and OLGIM-based staging of gastritis using narrow-band imaging magnifying endoscopy. Dig Endosc　2015；27：735-742
5) 中島滋美，榊　信廣，春間　賢：内視鏡的胃粘膜萎縮．G. I. Research　2015；23（1）：77-79
6) Uemura N, Okamoto S, Yamamoto S, et al：*Helicobacter pylori* infection and the development of gastric cancer. N Engl J Med　2001；345：784-789
7) Masuyama H, Yoshitake N, Sasai T, et al：Relationship between the degree of endoscopic atrophy of the gastric mucosa and carcinogenic risk. Digestion　2015；91：30-36
8) 寺尾秀一，當銘正友，久禮　泉，他：D群のほとんどは，「高度の萎縮とI.M.のために*H. pylori*が駆逐された」群ではない．日本ヘリコバクター学会誌　2013；14（2）：5-14

（中島滋美，加藤隆弘）

萎縮

Q4 萎縮がはっきりしない症例では IEE は有用ですか

NBI 拡大内視鏡は萎縮の診断にきわめて有用です

　木村・竹本分類による内視鏡的萎縮の広がりは非萎縮領域に比して褪色調で樹枝状血管が透見できる部分を萎縮帯と診断する方法です[1]．しかし空気量によって樹枝状血管の視認性が変わったりすることは以前から指摘されていました．近年は除菌後に胃体下部小彎に樹枝状血管が透見されても胃底腺粘膜が生検組織で確認されることも多いことより除菌後胃粘膜における木村・竹本分類の診断に懐疑的な意見もあります[2),3)]．胃体部の萎縮とは胃底腺が幽門腺に化生変化し，最後は腸上皮化生に変化するという胃底腺が消失していく組織学的な変化を指しています．その際に通常内視鏡観察では褪色調で樹枝状血管が透見できる像が出現するので，それを内視鏡的萎縮診断として用いてきたわけです．粘膜萎縮という言葉は本来，組織診断の言葉です．その診断の基本は組織判定なわけです．それを踏まえて拡大内視鏡による胃炎診断は追及されてきました．

　本邦の胃炎の拡大内視鏡診断は組織診断との対比検討から構築され，組織診断にきわめ

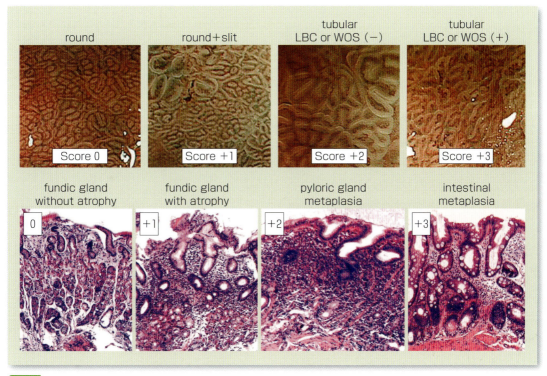

図1　Saka らによる NBI 拡大像と組織像のスコア 0-4 の対比　　　〔文献6)より引用〕

17

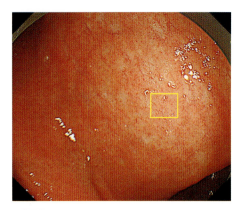

図2 胃体部小彎の通常内視鏡像

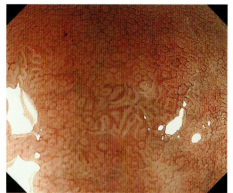

図3 図2の黄枠のNBI拡大像

て近いことから欧米からも評価されています[4),5)]．欧米ではOLGAおよびOLGIMという診断システムで生検組織からの胃癌リスク診断を行っていますが，その際に胃体部の萎縮の評価が重要視されています．Sakaらはそのその OLGAおよびOLGIMの診断体系を用い，NBI拡大内視鏡観察で胃粘膜萎縮と腸上皮化生の診断を行い，生検組織像での結果ときわめて類似していることを報告しています[6)]．図1にその際使用したスコアの画像を示します．内視鏡も組織も左から萎縮のない胃底腺粘膜，次が萎縮の生じた胃底腺粘膜，次が幽門腺化生，一番右が腸上皮化生です．これらがほぼ一致するわけです．

除菌後の胃体下部小彎の通常内視鏡像を図2に示します．褪色調の粘膜に樹枝状の血管が透見でき，本邦では胃底腺が消失した内視鏡的萎縮と診断する内視鏡医が多いと思います（図2）．通常内視鏡での萎縮の診断は曖昧です．ところが図2の黄枠をNBI拡大内視鏡観察をすると円形の開口部から成る粘膜が観察できます（図3）．これは拡大内視鏡的には胃底腺粘膜と診断すべき所見で，このような部分を生検すると間違いなく胃底腺粘膜が採取されます．このように通常内視鏡観察による木村・竹本分類の萎縮診断は大変便利ですが限界もあり，組織学的な評価と一致しないこともまれではないことを内視鏡医は知っておくべきです．そのような症例ではNBI拡大内視鏡などのIEEがきわめて有用です．

またNBIのほかにも，BLI，LCIなどのIEEでも萎縮境界が明瞭になることが多いともされています．

文献

1) Kimura K, Takemoto T : An endoscopic recognition of the atrophic border and its significance in chronic gastritis. Endoscopy 1969；1：87-97
2) 榊 信廣：H. pylori 除菌後の胃粘膜内視鏡像の推移．臨牀消化器内科 2001；16：1497-1503
3) 八木一芳，中村厚夫，関根厚雄：拡大内視鏡でみた Helicobacter pylori 除菌後の胃粘膜長期変化．消化器内視鏡 2002；14：935-943
4) Yagi K, Nakamura A, Sekine A : Comparison between magnifying endoscopy and histological, culture and urease test findings from gastric mucosa of the corpus. Endoscopy 2002；34：376-381
5) Yagi K, Honda H, Yang JM, et al : Magnifying endoscopy in gastritis of the corpus. Endoscopy 2005；37：660-666
6) Saka A, Yagi K, Nimura S : OLGA- and OLGIM-based staging of gastritis using narrow-band imaging magnifying endoscopy. Dig Endosc 2015；27：735-742

（八木一芳，村上和成）

萎縮

Q5 前庭部の萎縮はどのように診断しますか

A 白色調の陥凹した粘膜があれば萎縮と診断します

　胃角小彎およびその口側に萎縮の所見（血管透見のある白色調の菲薄な粘膜）がない場合，萎縮はC-1またはC-0のどちらかです（C-1，C-0に関しては別項Q2参照）．このような場合，前庭部に粘膜の境界線が観察されたならC-1の萎縮があると診断します（図1）．ただ，このような典型例だけでなく，前庭部に白色調のやや陥凹した粘膜が斑状（patchy）にみられることもあります（図2）．NBIなどの画像強調（IEE）で観察

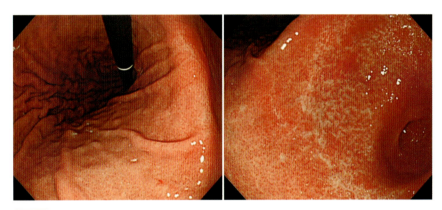

図1　C-1萎縮例
　67歳，男性．*H.pylori*除菌後4カ月の既感染例．胃角には萎縮所見はないが，前庭部小彎〜前壁に白色調の萎縮粘膜が見られる．非萎縮部にはRACが認められる．

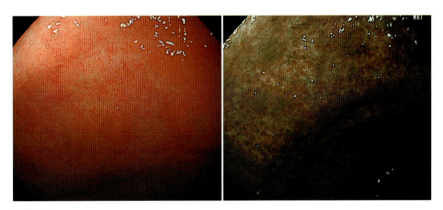

図2　前庭部斑状萎縮（まだら萎縮）のあるC-1症例
　48歳，男性．除菌後．胃角小彎に萎縮所見はなかったが，前庭部に斑状またはまだらの白色調陥凹粘膜を認めたためC-1の萎縮と診断した．

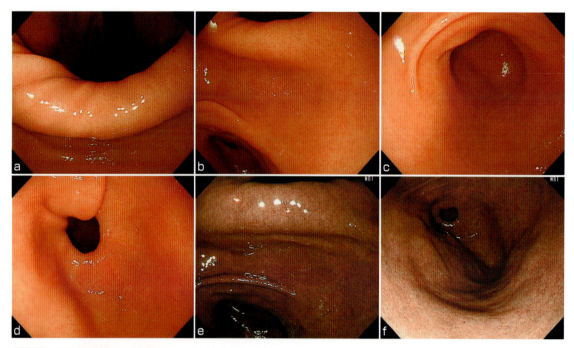

図3 正常胃粘膜 C-0 症例

77歳, 女性. 胃角に RAC を認める (a). 前庭部は胃角と同程度の均一な色調の粘膜が幽門まで続いている (b~d). NBI でも白色調の萎縮所見はない (e, f).

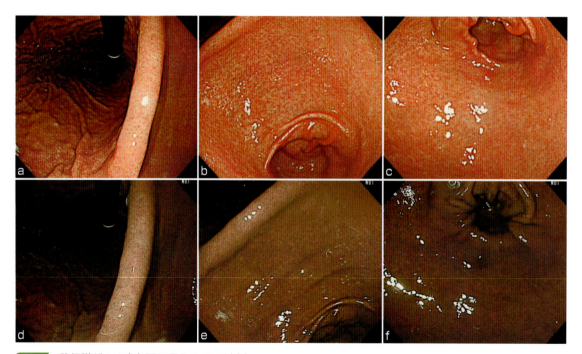

図4 移行帯がやや白色調に見える C-0 症例

53歳, 男性. 胃角小彎には RAC が認められる (a). 前庭部小彎 (b) と幽門側 (c) はやや白色調である. NBI では萎縮を示唆する白色調の粘膜はない (d, e, f).

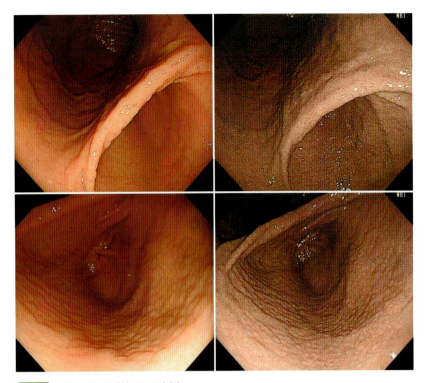

図5 *H. pylori* 感染 C-0 症例
42歳，女性．*H. pylori* 感染があり鳥肌様胃粘膜所見あるも，胃角と前庭部に白色調の陥凹した粘膜がないため C-0 と診断した．

すると，周囲の褐色調の粘膜よりも明るい色の陥凹粘膜領域が観察できます．多発することが多く，斑状またはまだら萎縮（multifocal atrophy）と診断できます．このような場合も C-1 の萎縮とします．

胃角・体部および前庭部のどこにも白色調の陥凹粘膜がなく，萎縮境界が同定できない場合は萎縮なし（C-0）と診断します（図3）．未感染正常胃と思われる症例で移行帯の粘膜がやや白色調に菲薄化しているように見える症例もあり，C-1 との鑑別が難しいこともあります（図4）．このような場合には，近接または拡大観察，あるいは NBI などの IEE をなるべく使用して，萎縮所見がないかどうか判定します．

C-0 症例を内視鏡的正常胃と呼ぶ人もいますが，*H. pylori* 感染があるにもかかわらず萎縮が C-0 のこともありますので，C-0 だからといっても必ずしも未感染とはかぎりません（図5）．C-0 は未感染の必要条件ですが，十分条件ではないのです．

なお，除菌後に C-0 と診断できる場合がありますので（別項 Q26 参照），C-0 で正常胃のように見えても未感染とは限りません．このような症例では，組織学的にも炎症所見は乏しいです．感染歴がない C-0 症例の場合，「C-0 の未感染胃」というよりも「C-0 の未感染相当の胃」というほうが正しい言い方かもしれません．

（中島滋美，春間　賢）

A型胃炎

Q6 前庭部には萎縮がなく，体部と穹窿部には高度の萎縮を認めるA型胃炎の記載はどのようにしますか

A A型胃炎の診断に重要な胃炎の局在性は，胃炎の京都分類では取り上げていませんので今後の課題です．別項目として所見用紙に記載下さい

A型胃炎（autoimmune gastritis；AIG）の頻度は，健常内視鏡検診受診者の0.49%[1]，胃癌リスク層別化検査D群の25%程度[2]など，従来の報告よりはるかに多いことが判明しつつあります．また，尿素呼気試験（UBT）の偽陽性のため何度も誤って H. pylori 除菌を繰り返してしまう例のなかにAIGが紛れ込んでいます（古田隆久先生らが提唱している"泥沼除菌"）．AIGを見過ごさないためには，胃体部を十分に伸展させて観察するなどして，H. pylori 胃炎とは異なるAIGの特徴を注意深く診断することが必要です．観察時には木村・竹本分類で，一見O-2やO-3と判断される症例の中にA型胃炎が含まれており，前庭部に萎縮がないか軽度と思われた場合，十分に送気し胃体部から穹窿部を伸展させると，前庭部から進展してくる H. pylori 感染による萎縮と形態が異なることがわかります．

「胃炎の京都分類」は H. pylori 感染状況に基づく記載方法であるため，AIGを表現するには必ずしもなじまない点が多々あります．

たとえば萎縮の広がりを評価する場合，

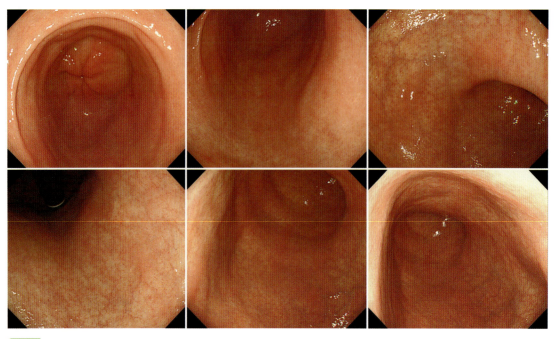

図1 典型的なAIG例をあえて「胃炎の京都分類」で記載しようとした場合

Inactive gastritis　A2 IM0 H0 N0 DR0

- *H. pylori* 現感染（＋）AIG

血清 *H. pylori* IgG 抗体 146 IU/L，^{13}C UBT 75‰，抗胃壁抗体 80 倍，抗内因子抗体陽性，血清ガストリン 1,100 pg/mL

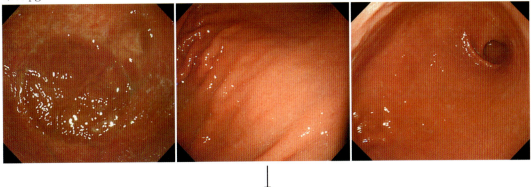

- 除菌成功 1 年後

血清 *H. pylori* IgG 抗体 24 IU/L，便中 *H. pylori* 抗原陰性

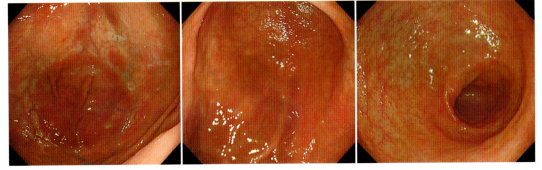

図2 *H. pylori* 感染（＋）AIG 合併例をあえて「胃炎の京都分類」で記載しようとした場合

除菌前（上段） | Active gastritis　A$_1$ IM$_0$ H$_1$ N$_0$ DR$_2$

除菌成功 1 年後（下段） | Inactive gastritis　A$_2$ IM$_0$ H$_0$ N$_0$ DR$_0$

胃体上位・穹窿部に，大きな類円形，数カ所の小さな斑状の残存胃底腺を認める．除菌前（上段）にはびまん性発赤を認めるが，除菌後（下段）ではそれが消失している．

H. pylori 胃炎では木村・竹本分類を用いて，前庭部に萎縮が限局した C-1 から，胃体部小彎側から大彎側に段階的に open タイプに萎縮が広がることを表現します．汎萎縮（O-p）は胃体部全域にわたる萎縮で萎縮境界が認識されないものを指しますが，この場合も前庭部にも萎縮が存在していることを前提としています．一方 AIG の場合は，前庭部は萎縮がないかあるいは乏しく，対照的に胃体部は萎縮境界を視認できない高度の萎縮を認めることがほとんどです．さらに AIG の場合には，萎縮を免れた残存胃底腺粘膜がしばしば観察されますが，それらは *H. pylori* 胃炎の非萎縮域の分布とは大きく異なり，巣状・散在性に，時に pseudopolyp 状に不規則に分布します．そのため，AIG の萎縮は *H. pylori* 胃炎で用いる木村・竹本分類で表現することには無理があると考えられます．

また，炎症の面からみると，*H. pylori* 胃炎の場合は粘膜表層に優位な炎症細胞浸潤を認めますが，AIG の早期・中期には胃底腺の固有胃腺に高度のリンパ球浸潤を認め，腺窩上皮の炎症細胞浸潤は相対的に乏しいこと

が大きな特徴です．そのため，*H. pylori* 胃炎の活動性の指標となっている，びまん性発赤，皺襞腫大・蛇行，白濁粘液などの所見を，同様に AIG の活動性胃炎の指標と捉えてよいかどうかが問題になります．残念ながら現時点では，内視鏡で認識される AIG の多くが胃体部萎縮の高度に進んだ段階のもので，早期・中期の AIG の内視鏡像とその病理像の検討は十分ではありません．したがって炎症の面からみても，AIG の炎症所見はどのような内視鏡像を呈するのか，AIG に対して京都分類を当てはめられるかどうかは今後の課題だといわざるをえません．

　以上から，現時点では，AIG の内視鏡所見を記載する場合，*H. pylori* 胃炎とは独立させて記載することが望ましいと考えられます．あえて，京都分類に当てはめようとすれば図 1，2 のように記載できるかもしれませんが，これで AIG の内視鏡所見が表現されているとはいえないと思われます．今後，京都分類で AIG をどのように記載するのか記載法の検討が必要かと考えます．なお，図 2 は，数少ない *H. pylori* 現感染を合併した AIG 例の除菌前後像を比較して示しています．

文　献
1) 青木利佳，春藤譲治，春間　賢：日本における A 型胃炎の頻度と特徴．Gastroenterol Endosc 2017；59（Suppl. 1）：881
2) 寺尾秀一，當銘成友，久禮　泉，他：D 群のほとんどは，「高度の萎縮と I.M. のために *H. pylori* が駆逐された」群ではない．日本ヘリコバクター学会誌　2013；14：5-14

（寺尾秀一，春間　賢）

びまん性発赤

Q7 びまん性発赤の診断はIEEでは容易になりますか

A IEEの一つ，LCIを使用することで，びまん性発赤の診断が容易になります

「胃炎の京都分類」において，*H. pylori* 感染を示すさまざまな内視鏡所見のなかで，現感染で陽性となり感染既往では認めない所見は，胃体部のびまん性発赤，粘膜腫脹，白濁粘液の各所見があります．好中球浸潤を伴う組織学的胃炎を反映する所見で，なかでもびまん性発赤は特異的な所見として重視されています．しかし，びまん性発赤は画像強調の設定や内視鏡機器メーカーの違いなどにより認識が難しい場合があることが報告されています．内視鏡画像は色調の標準化がなされていないため，同じ"赤"であっても機器や設定によって異なることが一因と考えられています．

びまん性発赤は胃体部の非萎縮領域，とくに萎縮部との境界領域で観察すると認識しやすく，びまん性発赤がある部位は好中球浸潤による組織学的炎症があるため，*H. pylori* 未感染の胃体部粘膜に観察されるRACが消失していることでも判断することができます．ちょうど，潰瘍性大腸炎活動期の粘膜では発赤，血管透見消失，白濁粘液を認めるのと同様です．

びまん性発赤はRGBフィルターを用いる面順次方式の内視鏡では赤が強調されるため診断しやすく，同時方式の内視鏡では診断が難しい傾向があります．レーザー光線を使用した内視鏡システムでは，赤を強調するIEEのLCI（Linked Color Imaging）が搭載されており，LCIを用いることで，同時方式の内視鏡システムであっても，びまん性発赤の診断が容易になります（図）．レーザー内視鏡の通常光とLCIで撮影した30例の *H. pylori* 感染例，30例の除菌成功例の画像を用いて4名の内視鏡医で感染状態の診断精度を検討した結果が報告されています[1]．通常光とLCI

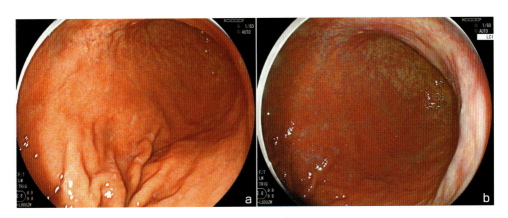

図 同時式レーザー光内視鏡におけるびまん性発赤
通常光（a）とLCI（b）

の *H. pylori* 感染状態の診断精度, 感度, 特異度, 陽性反応適中度, 陰性反応適中度の平均はそれぞれ, 74.2％に対して85.8％, 81.7％に対して93.3％, 66.7％に対して78.3％, 70.6％に対して81.2％, 75.5％に対して92.2％で, 診断精度と感度はLCIが通常光に対して有意に高く, 検査医間および同一診断医の診断一致率もLCIが通常光に対して高い結果が報告されました.

IEEのなかで赤を強調するLCIにおい

て, 非拡大観察でびまん性発赤の診断が容易になります.

文 献

1) Dohi O, Yagi N, Onozawa Y, et al : Linked color imaging improves endoscopic diagnosis of active *Helicobacter pylori* infection. Endosc Int Open 2016 ; 4 : E800-E805

（間部克裕, 村上和成）

びまん性発赤

Q8 H. pylori 感染以外にびまん性発赤を呈する場合はありますか

A びまん性発赤に類似した赤味を呈する H. pylori 胃炎以外の疾患・状態はありえます

　びまん性発赤は，連続的に広がる均等な発赤です．組織学的には，H. pylori 感染に伴う好中球浸潤・単核球浸潤の程度と有意な相関を示す所見であることから，H. pylori 現感染の基本所見とされています．すなわち，びまん性発赤は H. pylori 現感染例にのみ出現し，H. pylori 未感染例には出現せず，また H. pylori 除菌成功によって消失します（図1）．この発赤は，斑状発赤（図2a），点状発赤（図2b），地図状発赤（図2c, d）など局在性の発赤とは明確に区別されねばなりません．

　一方で，H. pylori 感染以外のさまざまな要因によって胃粘膜にびまん性発赤に類似した所見が出現してくる場合があります．もっとも遭遇する頻度が高いのは，術後の残胃炎ではないでしょうか．胆汁酸や膵液に曝露される残胃の吻合部を中心とした粘膜は，たとえ H. pylori 除菌成功例であっても，しばしば赤味の強い腫大した粘膜を認めます．この

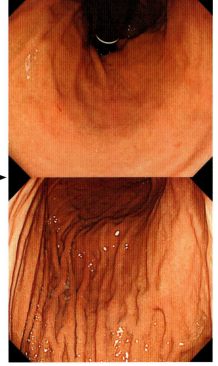

図1　H. pylori 現感染にみられるびまん性発赤

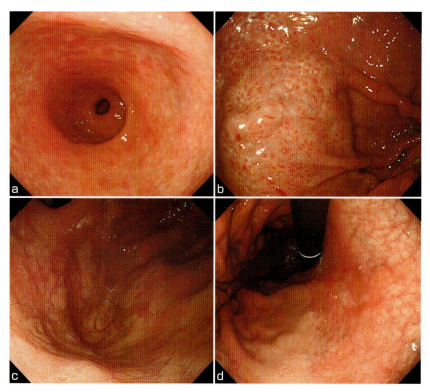

図2 斑状発赤，点状発赤，地図状発赤

a：前庭部の斑状発赤
　（*H. pylori* 既感染）
b：点状発赤
　（*H. pylori* 現感染）
c：地図状発赤
　（*H. pylori* 既感染）
d：地図状発赤
　（*H. pylori* 既感染，発赤の逆転現象）

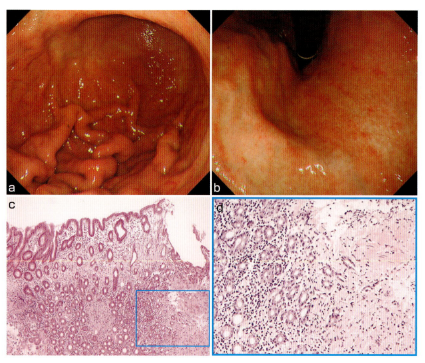

図3 IgAλ型多発性骨髄腫に伴う続発性AL型アミロイドーシス

H. pylori 除菌歴なし．UBT 0.3‰，Eプレート'栄研'H.ピロリ抗体Ⅱ 6U/mLであった．いわゆる陰性高値例．

胃体部大彎（a）にびまん性発赤類似所見，体部小彎側（b）には，帯状のびまん性発赤類似所見と点状発赤を認め，褪色調粘膜も介在する．

軽度のリンパ球浸潤と淡好酸性無構造物沈着がみられ（c），Congo red陽性（d）．鏡検では *H. pylori* は観察されなかった．

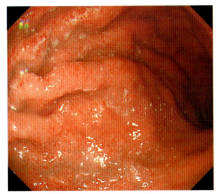
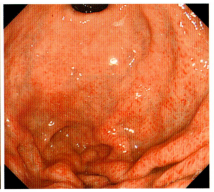

図4 門脈圧亢進性胃症（*H. pylori* 既感染例）

発赤調粘膜はびまん性発赤ではありませんが，類似の所見といえます．

その他，*H. pylori* 感染以外に粘膜の炎症細胞浸潤が出現する疾患，たとえば，粘膜優位型の好酸球性胃炎，collagenous 胃炎，潰瘍性大腸炎に伴う胃炎などでも「びまん性発赤」類似の発赤調粘膜が認められます．このうち，collagenous 胃炎では *H. pylori* 胃炎ではあまりみられない大小不同の小顆粒状変化がみられること，潰瘍性大腸炎に伴う胃炎では易出血性びらんや細顆粒状変化のあることが，*H. pylori* 胃炎との鑑別上参考になりうるかと思われます．

また，サルコイドーシスやアミロイドーシスなど炎症によらずとも腺管構造の形態の異常を呈する状態では，上皮下毛細血管が多く観察される状態になることから，結果的にびまん性発赤に類似した赤味をおびた粘膜が出現します（図3）．サルコイドーシスでは，周辺に浮腫や隆起を伴う多発潰瘍や線状びら

ん，アミロイドーシスでは，微細顆粒状粘膜や多発結節状小隆起などを伴う場合もあり，鑑別のヒントになるかもしれません．

また，4型胃癌など胃粘膜全体に変化を与えうる疾患でも，疾患の一部として，あるいは二次的変化として「びまん性発赤」様の発赤調粘膜を呈することがあります．

なお肝硬変などに伴う門脈圧亢進性胃症でみられる，軽度の発赤斑，ひだ状ストライプ様模様，へびのうろこ様模様といった多彩な発赤は，いずれも毛細血管や集合細静脈の拡張所見であり，点状発赤との異同が問題となることはありますが，いずれにしてもびまん性発赤とは異なります（図4）．

このように，びまん性発赤はあくまで *H. pylori* 現感染を代表する所見ですが，類似した赤味を呈する *H. pylori* 胃炎以外の疾患・状態はありえます．

（寺尾秀一，井上和彦）

びまん性発赤

Q9 除菌成功後のびまん性発赤の診断はどのようにしますか

A 通常は除菌成功後の早い段階でびまん性発赤は消失します

　除菌成功によって胃粘膜の炎症は改善するので，除菌直後には組織学的な炎症細胞浸潤は激減します．びまん性発赤は胃粘膜の炎症細胞浸潤を反映した内視鏡所見ですので，除菌に成功した場合には，除菌後の早い段階でびまん性発赤が消失します．確実に除菌成功がされているのにびまん性発赤を認める場合には，*H. pylori* 感染以外の原因によるもの，たとえばNSAIDsなどの薬剤性胃炎，好酸球性胃炎，ほかの感染性胃炎などを考える必要があります．

　びまん性発赤の診断は，基本的には除菌前でも除菌後でも同様で，RACの観察能が決め手となります．胃底腺粘膜にRACが観察されない場合にはびまん性発赤の存在を強く疑います．LCI（Linked Color Imaging）によるIEEでは，びまん性発赤は唐紅色を呈し，びまん性発赤がない粘膜は杏色を呈するので，客観性をもって両者の区別がしやすくなります．

参考文献
1) Kato M, Terao S, Adachi K, et al; Study Group for Establishing Endoscopic Diagnosis of Chronic Gastritis: Changes in endoscopic findings of gastritis after cure of *H. pylori* infection: multicenter prospective trial. Dig Endosc 2013；25：264-273

（加藤元嗣，寺尾秀一）

Q10 胃のポリープの鑑別を教えてください

A 代表的なものは，腺窩上皮型過形成性ポリープと胃底腺ポリープですが，両者の背景胃粘膜はまったく異なります

胃ポリープとは，胃粘膜上皮から発生した良性（非腫瘍性）の隆起性病変のことです．代表的なポリープとして，表層腺窩上皮から発生する腺窩上皮型過形成性ポリープ（foveolar hyperplastic polyp）と，胃底腺組織から発生する胃底腺ポリープ（fundic gland polyp）があります[1]（表）．典型像を認識していれば，両者の内視鏡的な鑑別はきわめて容易です（図）．

過形成性ポリープは，胃内のあらゆる場所に発生します．発赤した柔らかいポリープで，有茎性の形態をとる場合もあります．表面にびらん，白苔を伴うものは，消化管出血の原因となりえます．2 cmを超えるものについては，癌化のリスクもあるため，治療の対象とされています．従来は内視鏡的治療（ポリペクトミー）が行われていましたが，近年では H. pylori 除菌治療が選択されることが多くなりました[2]．

一方，胃底腺ポリープの典型像は，胃底腺領域（胃体部，穹窿部）に生じる半球状隆起で，多くの場合は多発します．悪性化することはきわめてまれで，検診目的の内視鏡検査では，生検を行うべきではない病変とされて

表 腺窩上皮型過形成性ポリープと胃底腺ポリープの鑑別点

	腺窩上皮型過形成性ポリープ	胃底腺ポリープ
形態，色調	発赤調，時に有茎性	正色調，半球状小隆起
発生部位	すべての領域	胃底腺領域
背景粘膜	H. pylori 感染胃炎	H. pylori 未感染粘膜
癌化リスク	あり	ほとんどない

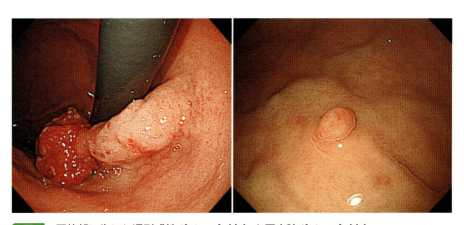

図 胃体部に生じた過形成性ポリープ（左）と胃底腺ポリープ（右）

います[3].

　両者のもっとも特徴的な相違は，ポリープの形態のみならず，その背景胃粘膜が異なることです．過形成性ポリープは *H. pylori* 感染に基づく体部萎縮性胃炎を背景にもつことがほとんどですが，胃底腺ポリープの大多数は，萎縮のない *H. pylori* 未感染胃粘膜から発生します．しかしながら最近は，プロトンポンプ阻害薬（PPI）などの胃酸分泌抑制薬の投与例に，*H. pylori* 未感染で萎縮のない胃粘膜に過形成性ポリープが発生し，時に胃底腺ポリープと同時に認められることがあります．

文　献

1) 春間　賢：胃ポリープの意義と鑑別．胃と腸 2012；47：1189-1191
2) 日本ヘリコバクター学会ガイドライン作成委員会 編：*H. pylori* 感染の診断と治療のガイドライン 2016 改訂版．2016，先端医学社，東京
3) 日本消化器がん検診学会対策型検診のための胃内視鏡検診マニュアル作成委員会 編：対策型検診のための胃内視鏡検診マニュアル．2015，南光堂，東京

（伊藤公訓，春間　賢）

胃底腺ポリープ

Q11 胃底腺ポリープが出現・増大することがありますか

A *H. pylori* 除菌治療やプロトンポンプ阻害薬長期投与で，胃底腺ポリープは出現・増大します

　胃底腺ポリープは，*H. pylori* 未感染胃に生じる代表的な病変です．内視鏡的には胃体部，穹窿部に正色調の半球状隆起として視認されます．組織学的には，胃底腺組織の増生と囊胞状に拡張した腺管が特徴的です．

　本病変は経時的に変化を示さないことがほとんどですが，近年，胃底腺ポリープが増大する例が報告されてきました．原因の一つは *H. pylori* 除菌治療によるものです．さらにもう一つの原因はプロトンポンプ阻害薬（PPI）の長期使用であるとされています．

　本邦で行われた多施設コホート研究において，PPI 使用による胃底腺ポリープの増大が報告され，これらは *H. pylori* 陰性者において特徴的にみられるとされています[1]．さらに，PPI で増大する胃底腺ポリープは，水腫様に膨化した多房様の形態を示すことが特徴と報告されています[2]（図）．この病変では，組織学的に PCP（parietal cell protrusion）といわれる壁細胞傷害所見がみられるため，PPI で増大する胃底腺ポリープは本来の胃底腺ポリープとは異なるという考えもあります．

　また，胃底腺ポリープが多発する病変として，家族性大腸腺腫症に伴う胃底腺ポリポーシス（fundic gland polyposis）があります．胃体部を中心に，100 個以上の胃底腺ポリープが密在する病態です．これらは体細胞レベルで APC 遺伝子変異を伴っており，β カテニンの核内異常集積からポリープが発生すると考えられています．一方，通常の胃底腺ポ

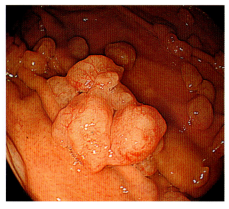

図 PPI 長期投与例に見られた胃底腺ポリープ

ポリープは水腫様に膨化し，多房性の形態を呈している．

リープでは，β カテニン自体の遺伝子変化が高頻度に認められることが報告されています[3]．

文献

1) Hongo M, Fujimoto K ; Gastric Polyps Study Group : Incidence and risk factor of fundic gland polyp and hyperplastic polyp in long-term proton pump inhibitor therapy : a prospective study in Japan. J Gastroenterol 2010 ; 45 : 618-624
2) 菅原通子：プロトンポンプ阻害薬長期投与中に増大した胃底腺ポリープの検討．Gastroenterol Endosc 2009 ; 51 : 1686-1691
3) Sekine S, Shibata T, Yamauchi Y, et al : Beta-catenin mutations in sporadic fundic gland polyps. Virchows Arch 2002 ; 440 : 381-386

（伊藤公訓，井上和彦）

胃底腺ポリープ

Q12 胃底腺ポリープを観察できれば，未感染と判断してよいですか

A *H. pylori* 未感染の人が大部分ですが，除菌後にみられることがあります

萎縮がなく光沢のある胃粘膜を背景にもつ胃底腺ポリープは，1980年代には圧倒的に女性に多くみられていましたが，最近では，その原因は不明ですが，男女差はほぼなくなっています．

一般的に，胃底腺ポリープは *H. pylori* 未感染の炎症も萎縮もない胃粘膜に発生することがほとんどであり，未感染の診断において感度はそれほど高くないものの，特異度はきわめて高い所見と思われてきました．すなわち，胃底腺ポリープを観察できれば，ほぼ未感染と判断してきました．また，組織学的には胃底腺組織の過形成と囊胞拡張腺管を特徴とする胃底腺ポリープを有するグループと胃底腺ポリープのない *H. pylori* 未感染のグループの背景胃粘膜に組織学的に違いはみられず，胃粘膜の血清マーカーである血清ペプシノゲン（PG）値についても両グループ間で差はなく，PG I は 40～50 ng/mL，PG II は 8～10 ng/mL，I／II 比は 5.0 以上を示す

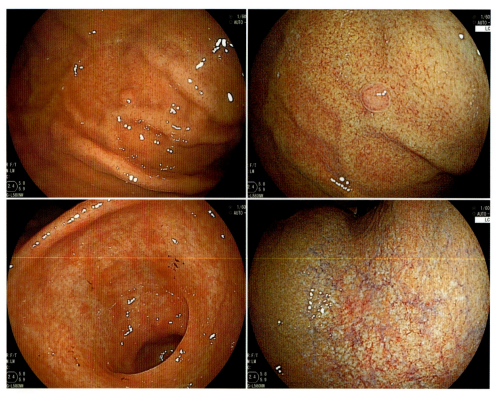

図 萎縮性胃炎に対して *H. pylori* 除菌治療を受け，6年後に発生した胃底腺ポリープ

ことが多い結果でした.

しかしながら，まだ頻度はそれほど高くありませんが，*H. pylori* 除菌治療の普及に伴い既感染者に胃底腺ポリープを観察することを経験するようになりました（図）．除菌後にプロトンポンプ阻害薬を内服している人にみられることもあります．未感染の胃粘膜に発生する胃底腺ポリープと除菌後の胃粘膜に発生する胃底腺ポリープが組織学的に同一かどうかについて詳細な検討は行われていませんが，少なくとも未感染の診断における特異度は低下することが予想され，注意が必要です．*H. pylori* 感染状態の判断には，胃底腺ポリープを含め胃炎の京都分類の総括表に呈示されている 19 所見の総合的評価が必要です．萎縮やびまん性発赤がなく，角上部から胃角にかけて regular arrangement of collecting venules（RAC）を認め，胃底腺ポリープを認めた場合には未感染と判断してよいでしょう．一方，びまん性発赤は認めないものの，C-2 以上の萎縮があり，体部小彎の萎縮粘膜がまだらであり，胃底腺ポリープを認める場合には既感染と判断すべきでしょう.

胃底腺ポリープにかぎらず，*H. pylori* 感染率の急速な低下，除菌治療の普及，プロトンポンプ阻害薬や非ステロイド性抗炎症薬をはじめとする薬剤内服などにより，内視鏡で観察できる所見が変化することも考えられます.

（井上和彦，伊藤公訓）

Q13 胃体部粘膜ひだの変化について教えてください

A 粘膜のひだの性状は *H. pylori* 感染状態によって変化します．胃癌リスクに注意が必要です

　胃体部粘膜のひだの性状は *H. pylori* 感染状態やプロトンポンプ阻害薬（PPI）の内服等によっても変化します．*H. pylori* 感染によって，粘膜の萎縮が進行すると体部小彎のひだは消失をします．さらに萎縮が進行すると大彎ひだも消失していきますが，一部の症例では胃体部大彎の粘膜ひだの腫大（皺襞腫大型胃炎：enlarged fold gastritis）を認めることがあります（図1）．胃炎の京都分類では「皺襞腫大，蛇行」として取り上げています[1]．

　皺襞腫大は体部粘膜の点状発赤やびまん性発赤，白濁粘液付着などとともに経験されることが多く，胃体部粘膜の高度の炎症状態を背景に，上皮細胞の増殖亢進と腺窩上皮の過形成をきたすことにより粘膜の肥厚を生じ，ひだが腫大するものと考えられます．皺襞腫大を伴う症例では，胃癌の合併が多く（図2），ひだの幅が7 mm以上のものでは4 mm以下と比較して胃癌のリスクが35.5倍高いこと，さらに胃体部のびまん浸潤型胃癌のハイリスクであることも報告されています[2]．皺襞腫大によって，ひだの間の粘膜の観察が難しいこともあり，注意する必要があります．

　H. pylori 除菌後には，皺襞腫大は体部発赤や白濁粘液などの所見とともに消失します[3]．除菌後には胃癌リスクは低下するものと考えられますが，完全に胃癌リスクがなくなるわけではないため注意が必要です．

　皺襞腫大の定義については厳密な取り決め

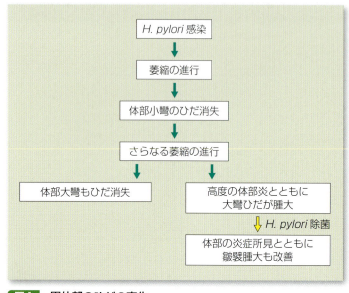

図1　胃体部のひだの変化

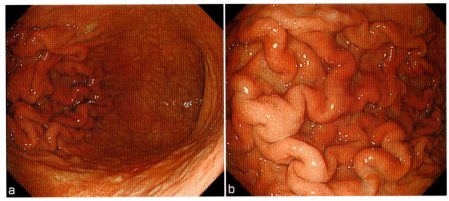
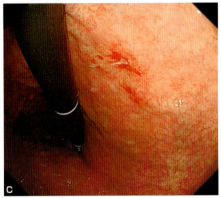

図2 皺襞腫大型胃炎に認めた早期胃癌
a, b：胃体部大彎の皺襞腫大（上段）．
c：体部後壁にⅡc病変を認めた（下段）．

があるわけではありませんが，概ねひだが5mm以上に腫大している場合は皺襞腫大と考えてよいでしょう．実際の内視鏡観察時には体部大彎のひだが一見して，太くて蛇行が目立ち，送気によってもひだが消失しないといった所見から診断していくことになります．

文献

1) 春間 賢 監，加藤元嗣，井上和彦，村上和成，鎌田智有 編：胃炎の京都分類. 49-51，2014，日本メディカルセンター，東京
2) Nishibayashi H, Kanayama S, Kiyohara T, et al：Helicobacter pylori-induced enlarged-fold gastritis is associated with increased mutagenicity of gastric juice, increased oxidative DNA damage, and an increased risk of gastric carcinoma. J Gastroenterol Hepatol 2003；18：1384-1391
3) Yasunaga Y, Shinomura Y, Kanayama S, et al：Improved fold width and increased acid secretion after eradication of the organism in Helicobacter pylori associated enlarged fold gastritis. Gut 1994；35：1571-1574

（北村晋志，村上和成）

Q14 RACがどのように観察されたら H. pylori 未感染と診断しますか

A 集合細静脈像が規則的であり，胃体部全体に観察された場合にRAC陽性とします

RACの診断は集合細静脈の「広がり」とその「性状」から診断されます．RACを形成している集合細静脈は胃底腺を下降する血管です．炎症が生ずると視認できないか，不規則な不整な像になります．未感染胃では胃角から前庭部近位側にも胃底腺は存在します．よって集合細静脈は観察されます．胃角部から前庭部の小彎にRACがあれば，未感染と確診できます．ただ胃底腺の厚さが胃体部よりも薄いので，集合細静脈は胃体部ほどの鮮明さでは観察されないことも多いです．既感染や現感染ではたとえ萎縮が乏しい症例でも胃角付近は幽門腺に化生していることが多く，集合細静脈は見えないことが多いです．胃角部小彎にRACがなければ未感染以外の現感染または既感染の可能性があり，感染診断が必要です．この集合細静脈像の「広がり」はRAC陽性か否かの判断に重要です．

またRACはregular arrangement of collecting venulesの略です．すなわちregularな（規則的な！）配列をしていることが大切です[1),2)]．図1は未感染胃に観察された典型的なRAC像です．これを拡大内視鏡で観察すると規則的な六角形のネットワークを形成する毛細血管が集合細静脈に集まる像が観察されます（図2）．さらにこの集合細静脈は350μm間隔で規則的に配列して，RACを形成します．萎縮のない胃底腺粘膜も活動性炎症細胞浸潤があると集合細静脈は形態が不同になったり配列が不規則になったりします．

図3はH. pylori 陽性の活動性胃炎です．一見RACに見えますが，集合細静脈の形は不同で配列も不規則です．これは本当のRACではなく「にせ」RACです．このような所見をRACと間違えないようにするには本当の典型的なRACを多く観察し，その診断をマスターしておくことです．図3を拡大内視鏡観察すると円形の開口部を有していま

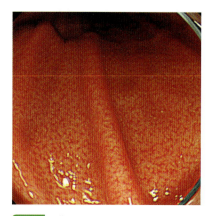

図1　典型的 RAC 像

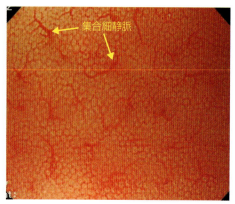

図2　RAC の拡大内視鏡像

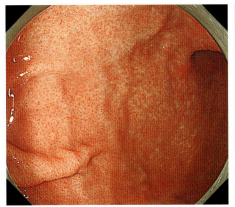
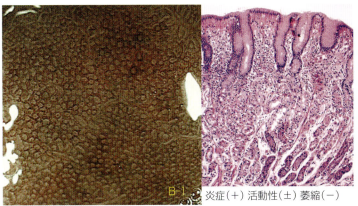

| 図3 | 「にせ」RAC像 | 図4 | 「にせ」RAC像の拡大内視鏡像と生検組織像 |

炎症(＋) 活動性(±) 萎縮(−)

〔左：八木一芳, 他：胃と腸 2009；44(9)：1446-1455 より引用〕
〔右：文献3), p.21 より引用〕

すが，その形と配列は不整で，生検組織でも萎縮のない胃底腺を認めますが活動性炎症が存在します（図4）．このように集合細静脈の「性状」は重要です．さらに「広がり」を意識することでRACは正しく診断できるようになります．

シンプルには「胃角部から前庭部の小彎にRACがあれば，未感染」「胃角部小彎にRACがなければ未感染以外の現感染または既感染の可能性があり，感染診断が必要」といえます．

文 献

1) 八木一芳, 中村厚夫, 関根厚雄, 他：*Helicobacter pylori* 陰性・正常胃粘膜内視鏡像の検討. Gastroenterol Endosc 2000；42：1977-1987
2) Yagi K, Nakamura A, Sekine A：Characteristic endoscopic and magnified endoscopic findings in the normal stomach without *Helicobacter pylori* infection. J Gastroenterol Hepatol 2002；17：39-45
3) 八木一芳, 味岡洋一：胃の拡大内視鏡診断（第2版）. 2014, 医学書院, 東京

（八木一芳, 大和田進）

Q15 H. pylori 未感染でも RAC がみられないことがありますが，それはどのような場合ですか

A PPI 服用者で認めるひび割れ様粘膜，敷石状粘膜のほかに，特殊な胃炎である A 型胃炎，好酸球性胃腸炎，H. pylori 以外のヘリコバクター胃炎などがあります

　H. pylori 未感染の胃底腺粘膜を内視鏡で観察すると，粘膜上皮下に存在する集合細静脈が規則正しく配列する所見，RAC（regular arrangement of collecting venules）を胃体下部から胃角小彎，胃底腺と幽門腺の境界より口側の前庭部小彎に認めます．好中球浸潤や萎縮，腸上皮化生などの組織学的変化を認めないために認める所見で，H. pylori 未感染の胃粘膜の診断に対する感度，特異度はそれぞれ 93.8％，96.2％と報告され[1]，未感染を診断するもっとも重要な所見です．

　一方，H. pylori は未感染であるにも関わらず，RAC が体下部小彎から胃角小彎に認められない場合もあります．組織学的胃炎を認めない例としては，PPI の服用者などで認める胃底腺粘膜のひび割れ様粘膜（図1）[2]，敷石様粘膜を認める場合には RAC を認めないことがあります．また，H. pylori 未感染の特殊な胃炎の場合にも RAC は消失しており，自己免疫性胃炎である A 型胃炎（図2），好酸球性胃腸炎（図3）では RAC を認めません．また，H. pylori 以外のヘリコバクターの感染による胃炎では体部に RAC を認めるものの，体下部から前庭部の腺移行部付近に霜降り状所見を呈し RAC を認めないことが報告されています（図4）[3]．このように，H. pylori 未感染で RAC を認めない場合として，胃炎を認めず PPI などによる胃粘膜の変化による場合と特殊胃炎の場合があります．また，NSAID などの薬剤を服用している場合や透析患者さんでも RAC を認めないことがあります．

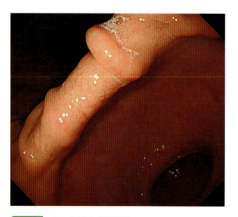

図1　ひび割れ様粘膜

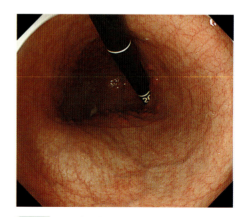

図2　A 型胃炎

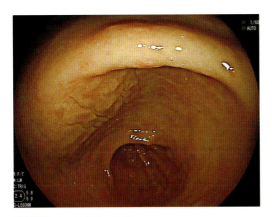

図3 好酸球性胃腸炎

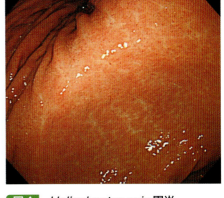

図4 *Helicobacter suis* 胃炎

〔文献3）より引用〕

文　献

1) Yagi K, Nakamura A, Sekine A：Characteristic endoscopic and magnified endoscopic findings in the normal stomach without *Helicobacter pylori* infection. J Gastroentel Hepatol　2002；17：39-45
2) Miyamoto S, Kato M, Tsuda M, et al：Gastric mucosal cracked and cobblestone-like changes resulting from proton pump inhibitor use. Dig Endosc　2017；29：307-313
3) Shiratori S, Mabe K, Yoshii S, et al：Two cases of chronic gastritis with non-*Helicobacter pylori Helicobacter* infection. Intern Med　2016；55：1865-1869

（間部克裕，村上和成）

Q16 除菌後のRACの回復について教えてください

除菌後では一見RAC様の所見があっても一部活動性胃炎のなごりが残り，RAC陽性になる症例はきわめてまれです

　RAC（regular arrangement of collecting venules）は規則的に集合細静脈が配列した像を指します．最初の定義で胃体部全体にこの規則的な配列像を示した場合をRAC陽性としました．一部にRACが見えてもRAC陽性とはならないことをまずご理解ください．RACは炎症の存在しない胃底腺粘膜に観察されます[1),2)]．その理由はRACとして視認される集合細静脈は胃底腺を下降する細静脈であり，胃底腺が存在することがまず必要です[1),2)]．さらにRACが観察されるには腺頸部から表層には炎症細胞浸潤がなく，腺頸部から深部に下向する集合細静脈まで光が透過できるような光学的な条件が必要になります[1),2)]．以上の条件を満たす領域に集合細静脈が視認されます．

　理論上では，もし除菌によって未感染と同様の胃に復するならばRACは回復します．

　すなわち除菌する時点で萎縮をどの領域にも生じていない胃であれば未感染にきわめて近い胃に復し，RACは回復すると考えられます．

　しかし萎縮を生じた胃ではRAC陽性といえる所見にまで復することはありません．症例を呈示します．胃X線検診で異常を指摘された方の内視鏡写真です．胃体下部小彎にRAC所見が観察されますが，黄矢印の部分で褪色調変化があり，RAC陽性とするには違和感があります（図1）．さらに胃角側を観察するとまだらに萎縮帯にみられるような褪色調粘膜が観察されます（図2a）．図2aの黄矢印の部分をNBI拡大内視鏡観察しますと胃底腺粘膜を示す円形開口部の中に楕円形の萎縮した胃底腺粘膜を示唆する所見が散在しています（図2b）．このような所見は未感染胃にはありません．内視鏡検査終了後，10年前に除菌したことを確認できました．このように除菌された胃では一見RAC様でもどこかに活動性胃炎のなごりが残っています．さらに萎縮が進んだ方の場合はRACの回復などありません．しかし若く，きわめて萎縮の乏しい方の場合は除菌後にはRACが回復する可能性があると思われます．

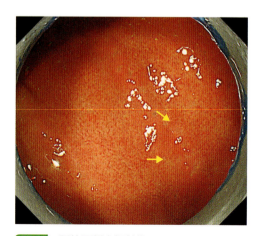

図1　胃体下部内視鏡像
黄矢印は萎縮による褪色調変化のなごり．

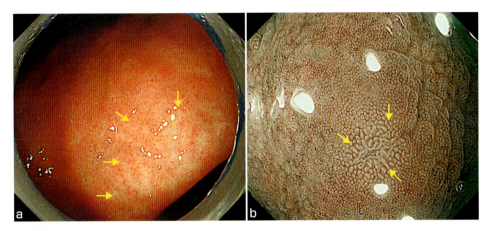

図2 胃角直上の内視鏡像
a：黄矢印は萎縮による褪色調変化のなごり．
b：黄矢印のNBI拡大像．黄矢印は萎縮した胃底腺粘膜を示唆する像．

文献

1) 八木一芳，中村厚夫，関根厚雄，他：*Helicobacter pylori* 陰性・正常胃粘膜内視鏡像の検討．Gastroenterol Endosc 2000；42：1977-1987
2) Yagi K, Nakamura A, Sekine A：Characteristic endoscopic and magnified endoscopic findings in the normal stomach without *Helicobacter pylori* infection. J Gastroenterol Hepatol 2002；17：39-45

（八木一芳，河合　隆）

腸上皮化生

Q17 通常の内視鏡で診断できる腸上皮化生の所見は？

A 特異型腸上皮化生（竹本型）と *H. pylori* 除菌後にみられる地図状発赤が代表的所見です

　通常の白色光による腸上皮化生の内視鏡診断能は未だ満足すべきものではなく，現時点でコンセンサスが得られている内視鏡所見としては特異型腸上皮化生（竹本型）と称されるものと[1]，*H. pylori* 除菌後にみられる地図状発赤[2]が代表的なものです．腸上皮化生は胃炎の京都分類[3]では萎縮とともに胃癌の発生リスクを評価する因子として重要な内視鏡所見として記載されています．特異型腸上皮化生はおもに前庭部に灰白色扁平隆起として石畳状に配列しているものです．灰白色隆起以外の部位からの生検でも腸上皮化生が認められ，腸上皮化生の一部にみられるものであるので特異型と称されています．萎縮性胃炎の進展に伴い，腸上皮化生は前庭部から口側および大彎側へ進展し，体部にもみられるようになります．体部腺領域では完全型，幽門腺領域では不完全型腸上皮化生が多くみられます．そのほかに扁平隆起を呈さない米粒状，顆粒型と称される灰白色の小隆起も腸上

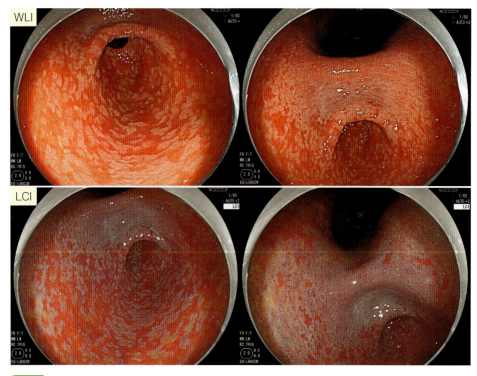

図 LCI による腸上皮化生の診断
腸上皮化生は lavender color として観察される．

皮化生であることが報告されています．通常の白色光観察にメチレンブルー染色法を加えることにより特異型以外の腸上皮化生の存在診断や範囲診断も可能となります[4]．

地図状発赤は *H. pylori* 除菌前にすでに存在していたわずかな発赤が，*H. pylori* 除菌により粘膜の炎症が改善し，背景のびまん性発赤が消退することによりコントラストが明瞭となることで出現する所見です．地図状発赤は体部から前庭部にかけてみられ，除菌後長期にわたり認められます．

Image enhanced endoscopy（IEE）ではこれまで白色光観察では限界があった腸上皮化生の診断能を向上させました．NBI（Narrow Band Imaging）やBLI（Blue Laser Imaging）を用いることで，腸上皮化生の刷子縁が light blue crest（LBC）として観察され，また特異型腸上皮化生では窩間部の被蓋上皮部が白濁し white opaque substance（WOS）として観察できます[5]．また，レーザー内視鏡による LCI（Linked Color Imaging）ではすべての腸上皮化生が lavender color（LC）（図）として観察できます[6]．

文　献

1) 横山　泉，竹本忠良，木村　健：腸上皮化生の内視鏡診断．胃と腸　1971；6：869-874

2) Watanabe K, Nagata N, Nakashima R, et al: Predictive findings for *Helicobacter pylori*-uninfected, -infected and -eradicated gastric mucosa: validation study. World J Gastroenterol 2013; 19: 4374-4379

3) 春間　賢 監，加藤元嗣，井上和彦，村上和成，鎌田智有編：胃炎の京都分類．2014，日本メディカルセンター，東京

4) 井田和徳，川井啓市，橋本睦弘，他：胃内視鏡における色素散布の応用―第6報―胃粘膜ことに腸上皮化生の生体染色．Gastroenterol Endosc　1973；15：671-679

5) Uedo N, Ishihara R, Iishi H, et al: A new method of diagnosing gastric intestinal metaplasia: narrow-band imaging with magnifying endoscopy. Endoscopy 2006; 38: 819-824

6) 小野尚子，加藤元嗣：Linked Color Imaging（LCI）による腸上皮化生の内視鏡診断．Gastroenterol Endosc　2017；59：465-474

（加藤隆弘，加藤元嗣）

鳥肌

Q18 鳥肌胃炎の典型例は診断容易ですが，診断に迷う症例はありますか

A 診断に迷う症例もありますが，詳細な観察を行うことで診断は可能です

　鳥肌胃炎は H. pylori 感染の初感染像ともいわれ，小児や若年者の H. pylori 感染者に認められることが多い所見です[1]．鳥肌胃炎の典型例では比較的均一な結節状隆起が前庭部から胃角部を中心にほぼ均等に分布し，隆起の頂部にはリンパ濾胞に相当する白色斑点が観察されます．これが典型的な鳥肌胃炎の内視鏡所見です．若年からやがて壮年になるにつれ，鳥肌胃炎は胃粘膜萎縮の進行に伴って萎縮性胃炎へと移行していき，鳥肌胃炎特有の結節状隆起が目立たなくなってきます．
　したがって，壮年者以降の方に認められる鳥

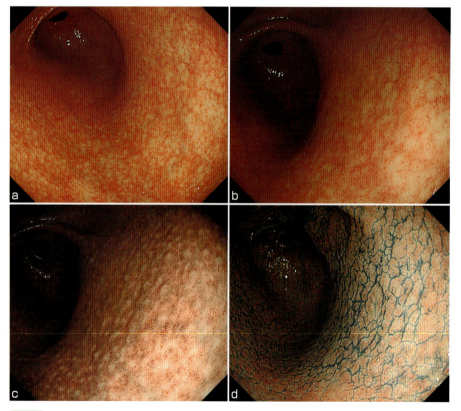

図 41歳，女性に認められた鳥肌胃炎
a, b：通常光観察．前後壁の接線方向から観察することで結節状隆起が認識しやすくなる．
c, d：（c：NBI観察像，d：インジゴカルミン色素撒布像）
　　　NBIなどのIEEでは頂部の白斑が強調されて認識しやすくなる（c）．色素撒布像により結節状隆起の診断が容易になる（d）．

肌胃炎では，内視鏡診断に迷う症例に遭遇することがしばしばあります．

診断に迷う症例では，送気をやや少なくし前後壁を接線方向から観察することで，結節状隆起と頂部の白色斑点が認識しやすくなり，鳥肌胃炎の診断が容易となります（図a，b）．また，インジゴカルミン色素撒布やNBIやBLIなどの画像強調内視鏡（IEE）も診断に有用です（図c，d）．通常観察で結節状隆起がはっきりしない症例でも，色素撒布によって認識可能となることがありますので，前庭部の結節状隆起を疑う症例には積極的に色素撒布を行うことが重要です．また，IEEでは結節頂部の白色斑点が強調されて認識しやすくなるため，鳥肌胃炎を診断しやすくなります．

除菌後には鳥肌胃炎は徐々に消退し平坦化してきますが，結節の頂部に認めた点状の白色斑点は数年間残存することが多く，鳥肌胃炎除菌後の状態を診断する補助となります[2]．

鳥肌胃炎は未分化型癌のハイリスク所見と考えられますが[3,4]，除菌後に鳥肌胃炎の胃癌リスクがどのように変動するかについては現時点では明らかではないため，鳥肌胃炎を認めていた症例では除菌後にも内視鏡での経過観察が必要と考えられます．

最後に，鳥肌胃炎と鑑別に迷う所見として腸上皮化生が挙げられますが，鳥肌胃炎の隆起は大きさがほぼ均等であり，隆起の中心部には陥凹した白色斑点が存在すること，隆起と隆起が融合することはないこと，および背景胃粘膜には高度萎縮を伴わないことなどから鑑別が可能です．

文　献

1) 今野武津子，村岡俊二：小児の *Helicobacter pylori* 胃炎の特徴．Helicobacter Research 1999；3：32-37

2) 蔵原晃一，永田　豊，大津健聖，他：*Helicobacter pylori* 除菌後胃粘膜の内視鏡的変化—*Helicobacter pylori* 除菌後の鳥肌状胃粘膜の変化．Helicobacter Research　2015；19：367-372

3) Kamada T, Tanaka A, Yamanaka Y, et al：Nodular gastritis with *Helicobacter pylori* infection is strongly associated with diffuse-type gastric cancer in young patients. Dig Endosc 2007；19：180-184

4) Kitamura S, Yasuda M, Muguruma N, et al：Prevalence and characteristics of nodular gastritis in Japanese elderly. J Gastroenterol Hepatol　2013；1154-1160

（北村晋志，鎌田智有）

Q19 点状発赤は除菌によりどの程度改善しますか

A 点状発赤は除菌により速やかに改善することが多く，文献的には 45.1〜84.4% の改善率と報告されています

　点状発赤（spotty redness）は，一般的に *H. pylori* 感染胃炎（現感染）の胃体部から穹窿部において，比較的広範囲に認められることのある，凹凸のない点状の発赤群を指します（図1）．発赤の大きさや形は不揃いで，およそ1〜2 mm 程度のものです．除菌治療により消失・軽減することが多いとされていますが[1]，除菌後に残存する症例も経験されます．

　さて，点状発赤は *H. pylori* 感染胃炎（現感染）の約半数にみられますが[2,3]，除菌成功後では，図2のように，55.6%（45/81）から8.6%（7/81）に低下したと報告されています（この場合の点状発赤の消失率は84.4%になります）[2]．除菌失敗例では消失例は認めなかったことから，点状発赤に着目す

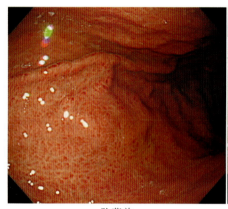

図1　体部の点状発赤（除菌前／除菌後）

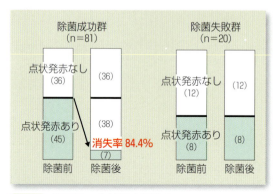

図2　除菌後の点状発赤消失率

ることは，ある程度の除菌成否の指標になり
うると考えられます．多施設検討[1]でも，除
菌後2～4カ月後の内視鏡検査における点状
発赤の評価は*H. pylori*除菌成功の診断に有
用とされています（改善率は45.1%）．

　以上より，除菌治療後には消失する場合が
多く，除菌の成否の指標になるといえます
が，その消失または改善率は，除菌治療から
の期間によって異なる可能性がありますの
で，さらなる検討が望まれます．

文　献

1) Kato M, Terao S, Adachi K, et al：Changes in
   endoscopic findings of gastric mucosal activity
   and inflammation. Dig Endosc　2013；25：136-
   146
2) 安田　貢，山ノ井昭，尾立磨琴：*H. pylori*除菌
   前後の特徴的な胃内視鏡所見の検討．Gastroen-
   terol Endosc　2013；55（Suppl 1）：1002
3) 野村幸世，寺尾秀一，足立経一，他：胃粘膜の
   炎症とその活動性に関する内視鏡診断．Gastro-
   enterol Endosc　2014；56：3827-3837

（安田　貢，村上和成）

稜線状発赤

Q20 稜線状発赤は表層性胃炎ではないのですか

A 稜線状発赤は組織学的胃炎の所見ではなく，むしろ，*H. pylori* 感染陰性の胃炎のない胃粘膜に認められる所見です

　稜線状発赤を認めると，ついつい表層性胃炎と診断します．若年の女性に多く，稜線状発赤の高度例では腹痛を有する頻度が高い[1]との報告があり，臨床的病名として，これまで，便宜的に用いてきました．しかしながら，*H. pylori* 陰性の胃粘膜に認めることが多い所見で，胃粘膜には組織学的には炎症は認めませんので，組織学的な胃炎ではなく，表層性胃炎という病名を用いることは正しくありません．

　稜線状発赤とは，胃の長軸方向に平行に走る数条からなる帯状の発赤[2]で，一般にひだの頂上に認めることが多い所見です．以前は，ドイツ語でKammrötungという名称で呼ばれ[3]，現在では，線状発赤，櫛状発赤と翻訳され，日本消化器内視鏡学会用語集（第3版）では稜線状発赤とし，櫛状発赤は誤訳と明記されています[2]．

　通常観察では前庭部大彎や体部小彎，体部大彎に単独または同時に縦走する帯状発赤として観察されます（図1）．送気を減じると発赤は皺襞の頂上部に一致してみられ，胃が収縮したときに胃液と接する面の発赤であることが示唆されます．IEEの一つである赤味を強調するLCI（Linked Color Imaging）では，発赤の赤味が強くなったように観察されますが，びまん発赤のような領域のある面の発赤と異なっています（図2）．稜線状発赤

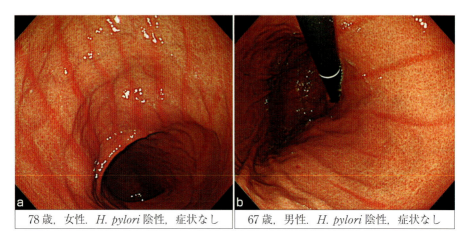

a	b
78歳，女性．*H. pylori* 陰性，症状なし	67歳，男性．*H. pylori* 陰性，症状なし

図1　*H. pylori* 未感染の稜線状発赤（オリンパススコープ）
　胃体部小彎に無数の帯状の淡紅色が縦走する稜線状発赤を認める．発赤部を含め胃角部小彎から胃体部全体の背景粘膜にRAC（regular arrangement of collecting venules）を認め，*H. pylori* 未感染胃炎である．
　　　　　　　　　　　　　　　　　　　　〔光源：EVIS LUCERA ELITE CV-290，スコープ：GIF-290（オリンパス）〕
　　　　　　　　　　　　　　　　　　　　　　　　　　　　〔画像提供：乾内科クリニック　乾　正幸，乾　純和〕

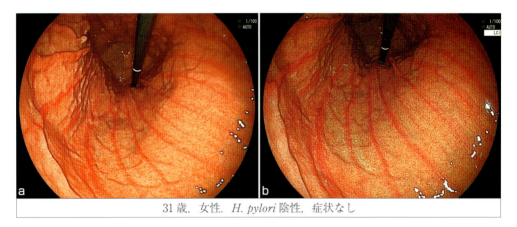

31歳，女性．H. pylori 陰性，症状なし

図2 *H. pylori* 未感染の稜線状発赤（レザリオ，富士フイルムスコープ）
a：胃体部小彎から大彎に RAC を背景とした無数の鮮紅色の稜線状発赤を認める．
b：LCI（Linked Color Imaging）観察では，さらに発赤部の赤味が強くなり，毛細血管の充血状態のようである．
　〔光源：LASEREO（レザリオ）LL-4450，VP-4450HD，スコープ：EG-L580NW7（富士フイルム）〕
　　　　　　　　　　　　　　　　　　　　　　　　　　　　　〔画像提供：新井宿クリニック　鑓水　隆〕

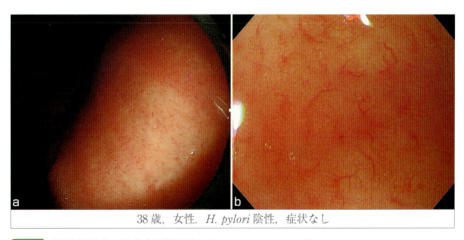

38歳，女性．H. pylori 陰性，症状なし

図3 稜線状発赤の拡大内視鏡観察（オリンパススコープ）
a：近接すると稜線状発赤部の毛細血管のネットワークも規則的で RAC 特有のヒトデのような模様が見える．
b：稜線状発赤部を拡大視すると規則的な六角形の胃小区（アレア）は規則正しく整然と配列している．
　つまり，稜線状発赤は既存の腺管の組織学的な変化や破壊による胃炎の所見ではなく生理的な反応である．
　〔光源：EVIS LUCERA ELITE CV-290，スコープ：GIF-H290Z（オリンパス）〕
　　　　　　　　　　　　　　　　　　　　　　　　　　　〔画像提供：総合東京病院　菅原　崇〕

部の拡大視では胃小区（アレア）が規則正しく配列しており，組織学的な胃炎がないことを示しています（図3）．帯状の発赤の中心部にはまれに線状・溝状の白苔を伴う陥凹がみられ，ヘマチンの付着や前庭部に隆起型び らんを合併することがあります（図4）．

　稜線状発赤は *H. pylori* 未感染の胃炎のない粘膜に多くみられますが，除菌に成功した症例にも認められます[1]．成因は不明で，病理学的所見も炎症細胞浸潤や，発赤を裏付け

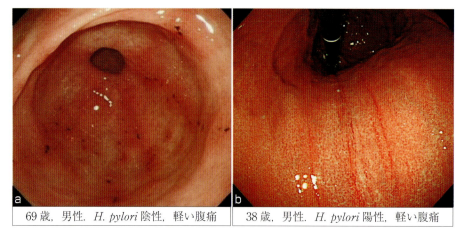

図4 稜線状発赤部のヘマチン付着と溝状陥凹，充血（オリンパススコープ）
a：胃前庭部大彎に無数の一部帯状に膨化した線状発赤を認め，ヘマチンが付着している．
b：胃体部に数条の線状発赤を認め，中心部に溝状陥凹と充血を認めている．胃体部全体のRACが膨化したかのような像を呈しており，H. pylori 感染胃炎が疑われる．
〔光源：EVIS LUCERA SPECTRUM CV-260SL，スコープ：GIF-H260（オリンパス）〕
〔画像提供：しらかわ医院 蘇原直人〕

る毛細血管増加などの所見も明らかではありません．食事内容などの機械的および化学的刺激による粘膜の機能的な変化の充血などが推測されています．中心部に溝状陥凹を認める例では，浮腫や細胞浸潤などの急性炎症をとるものもあります．また，幽門側胃切除後に吻合部から口側の皺襞に認められる稜線状発赤は胆汁，十二指腸液の逆流による炎症が原因と考えられています．

文　献

1) 上村直美：H. pylori 感染と内視鏡像．Gastroenterol Endosc　2005；47：2139-2145
2) 日本消化器内視鏡学会用語委員会 編：内視鏡所見に関する用語—各論．消化器内視鏡用語集（3版）．2011, 90-91, 医学書院，東京
3) 岡崎幸紀，竹尾幸子：稜線状発赤（Kammrötung）．胃と腸　2012；47（増刊；図説 胃と腸用語集2012）；691

（春間　賢，大和田進）

除菌後の所見

Q21 除菌成功後には胃炎所見はどのように変化しますか

A 除菌成功後にはびまん性発赤と粘膜腫脹の消失，地図状発赤の顕在化がみられます

　消化器診療やがん検診において内視鏡所見から H. pylori 感染の有無を診断することは非常に重要です．とくに，今後は除菌施行症例がますます増加することが予測されるため，除菌後の胃粘膜所見の特徴を十分に理解しておく必要があります．

　除菌成功後の胃粘膜の特徴をまとめると，除菌によるびまん性発赤と粘膜腫脹の消失，萎縮や腸上皮化生の進展した胃粘膜における地図状発赤の顕在化（図1）が挙げられます．さらに，鳥肌の改善（図2），胃体部大彎の皺襞腫大・蛇行の改善，白濁粘液の改善（図3），胃体部の再生様胃粘膜所見（図4）などがあります．

　除菌成功後には病理学的に速やかに好中球浸潤は消失しますが，単核球浸潤は依然として残存するため，いわゆる慢性非活動性胃炎の状態となります．内視鏡所見では慢性所見である萎縮や腸上皮化生が認められますが，活動性の所見であるびまん性発赤や粘膜腫脹は消失してきます．このようにびまん性発赤が消失することにより，除菌前から存在していた前庭部や胃体部の発赤が地図状発赤として顕在化することになります．この地図状発赤はこれまでに斑状発赤，小発赤陥凹，まだら状発赤などとさまざまな用語が用いられてきましたが，「胃炎の京都分類」[1]にて「地図状発赤」に統一することが提唱されました．

　地図状発赤の境界は比較的明瞭で，その形態は斑状，びらん状，発赤した不整形の小陥凹，地図状，まだら状などその形態はわずかな陥凹した局面を形成し多彩であり，組織学的には腸上皮化生の所見を示すことが多いとされています[2]．地図状発赤は除菌後に必ずしも出現するものではありませんが，この所見を認めた場合は除菌後の胃粘膜と考えられ

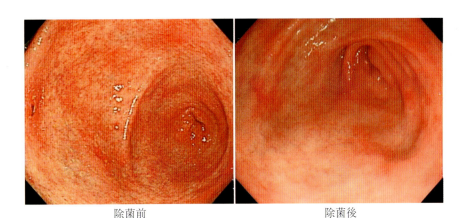

除菌前　　　　　　　　　　　　　　除菌後

図1 除菌後に顕在化する前庭部の地図状発赤

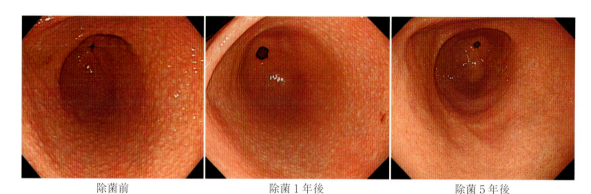

| 除菌前 | 除菌1年後 | 除菌5年後 |

図2 鳥肌胃炎の除菌前後の変化

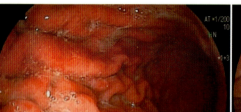

| 除菌前 | 除菌1年後 |

図3 胃体部皺襞腫大・白濁粘液の除菌前後の変化

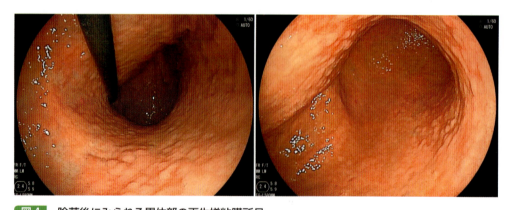

図4 除菌後にみられる胃体部の再生様粘膜所見

ます[2),3)].

　これは背景胃粘膜の萎縮が高度な症例で出現しやすく，小野ら[4)]は除菌後の約20％に認めたと報告しています．また，村尾ら[5)]は除菌後胃癌と比較した成績を報告しています．除菌後胃癌群58例（平均年齢69.2歳，男性45例，除菌後期間平均65.5カ月）と，萎縮性胃炎除菌群（平均年齢68.0歳，男性75例，除菌後期間は平均66.7カ月）100例における地図状発赤の頻度を比較検討した結果，地図状発赤は萎縮性胃炎除菌群25例（25％）に対して，除菌後胃癌群では37例（63.8％）

に認められたと報告しています（p<0.001）．
さらに，Nawata ら[6]は，除菌後にみられる
胃体部粘膜の色調逆転現象が除菌後胃癌の発
生と関連すると報告しています．除菌後85
例を解析し，うち28例（32.9％）にこの色
調逆転現象が認められています．このうち6
例の胃癌が色調逆転現象陽性群から発生し，
1例の胃癌が色調逆転現象陰性群から発生
し，両群における胃癌発生率には有意な差を
認めたとしています．

　日本消化器内視鏡学会附置研究会「慢性胃
炎の内視鏡診断確立のための研究会」では，
除菌後に変化する胃粘膜所見を明らかとする
目的で除菌前後の内視鏡所見を検討していま
す（多施設前向き研究）[7]．除菌後2〜4カ月
後に内視鏡所見を判定した結果，胃底腺粘膜
のびまん性発赤や点状発赤の消失，胃底腺粘
膜 Hb インデックス値の低下，胃液透明度の
改善，胃体部皺襞腫大の改善，平坦型胃びら
んの新たな出現が除菌成功群において有意に
認められた報告しています．

　未分化型胃癌のリスクとして知られる鳥肌
と皺襞腫大は除菌後にはこれらの粘膜所見は
徐々に改善するため，除菌による胃癌予防効
果が期待できます．また，腺窩上皮過形成性
ポリープも除菌により，縮小・消失します
が，黄色腫は除菌前後で変化は認めません．
除菌後には胃体部の再生様胃粘膜所見を示す
こともあります．すなわち，高度の萎縮性胃
炎を背景として，胃体部には白濁調のもこも

こした隆起をきたした胃粘膜外観を呈しま
す．この隆起は除菌に伴う胃底腺粘膜の再生
性変化と考えられています．

文　献

1) 春間　賢 監，加藤元嗣，井上和彦，村上和成，
鎌田智有編：胃炎の京都分類．2014，日本メ
ディカルセンター，東京
2) Nagata N, Shimbo T, Akiyama J, et al：Pre-
dictability of gastric intestinal metaplasia by
mottled patchy erythema seen on endoscopy.
Gastroenterology Research　2011；4：203-290
3) Watanabe K, Nagata N, Nakashima R, et al：
Predictive findings for *Helicobacter pylori*-unin-
fected, -infected and -eradicated gastric muco-
sa：validation study. World J Gastroenterol
2013；19：4374-4379
4) 小野尚子，加藤元嗣，鈴木美櫻，他：*H. pylori*
除菌にみられる胃びらん・発赤における良悪性
の鑑別．消化器内視鏡　2011；23：1761-1766
5) 村尾高久，藤田　穣，塩谷昭子：*H. pylori* 除菌
後胃癌の臨床的特徴と背景胃粘膜における地図
状発赤の検討．Gastroenterol Endosc　2017；
59（Suppl 1）：921
6) Nawata Y, Yagi K, Tanaka M, et al：Reversal
phenomenon on the mucosal borderline relates
to development of gastric cancer after success-
ful eradication of *H. pylori*. J Gastroenterol
Hepatol Res　2017；6：1-6
7) Kato M, Terao S, Adachi K, et al：Changes in
endoscopic findings of gastritis after cure of *H.
pylori* infection：Multicenter prospective trial.
Dig Endosc　2013；25：264-273

（鎌田智有，河合　隆）

除菌後の所見

Q22 除菌成功後にどうして地図状発赤がみられるのですか

A 地図状発赤は，除菌後に組織学的な腸上皮化生が顕在化したものと考察されています

　H. pylori 感染陽性（現感染）の胃粘膜では，多くの例で幽門前庭部から体部にかけて組織学的腺萎縮がみられます．内視鏡的には非萎縮域の正色〜発赤調粘膜に対し，腺萎縮がみられる部位では血管透見を伴って相対的に褪色調を呈します．*H. pylori* 除菌後は組織学的炎症の改善により粘膜の発赤は改善しますが，萎縮域の褪色変化はその多くが残存します．

　一方上記のような変化とは別に，*H. pylori* 除菌後の粘膜に境界明瞭でやや陥凹した発赤粘膜がみられることがあります．体部には広めの"地図状"の発赤が，前庭部にはやや小さめの"斑状"の発赤がみられることが多く，両者が混在することもあります．これらの境界明瞭な陥凹発赤は除菌後の特異的な所見として重要です（図）．

　地図状発赤の成因については組織学的な腸上皮化生の関与が報告されています．Nagata[1]らは除菌後にみられる境界明瞭な発赤とその周囲粘膜の生検を行い，発赤部位では周囲に比べ有意に組織学的腸上皮化生が多くみられることを報告しています．除菌後は炎症所見は改善しますが，組織学的な腸上皮化生はその多くが残存しており，地図状発赤は腸上皮化生部位が顕在化したものと考察されています．

　一方，なぜ除菌後に腸上皮化生と関連した部位が発赤にみえるのかについては明らかにされておりません．成因として，周囲の非萎縮粘膜のびまん性発赤が消失するために白色調に変化することで，発赤とのコントラスト

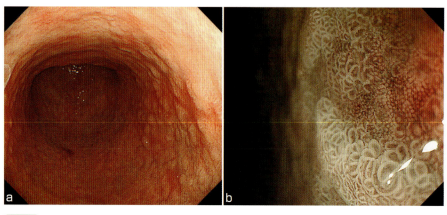

図
a：*H. pylori* 除菌後に体部に境界明瞭・やや陥凹した"地図状発赤"がみられた．
b：NBI観察では陥凹部は周囲より微小血管が多くみられるも，規則的な網目状の走行であった．陥凹部位からは組織学的腸上皮化生がみられた．

が強調されることや，本来白色調の特異的腸上皮化生も地図状発赤に変化するものがあることより，腸上皮化生の色調の変化などが考えられます．組織学的に腸上皮化生が残る除菌例でも，発赤粘膜がみられない例も多く，地図状発赤としてみられるためには，腸上皮化生の程度や範囲に依存すると考えられますが，その成因については今後も検討が必要です．

文　献

1) Nagata N, Shimbo T, Akiyama J, et al：Predictability of Gastric Intestinal Metaplasia by Mottled Patchy Erythema Seen on Endoscopy. Gastroenterology Res　2011；4：203-209

（川村昌司，加藤元嗣）

除菌後の所見

Q23 除菌後にみられる所見として，「地図状発赤」「斑状発赤」「発赤陥凹」の違いを教えてください

A 境界明瞭で陥凹した「斑状発赤」と「地図状発赤」は基本的に同様なものと考えられます

 H. pylori 除菌後に体部・前庭部に境界明瞭な発赤陥凹がみられることがあります．この特徴的な発赤について京都分類では「斑状発赤」「地図状発赤」の項目で記載がされています．

 除菌後にみられる「斑状発赤」（**図1**）はおもに前庭部に多発する類円形の境界明瞭な発赤陥凹であり，H. pylori 陽性者でみられる境界不明瞭な類円形の斑状発赤とは異なります．一方，おもに体部には類円形より広い範囲に境界明瞭な発赤陥凹がみられることがあり，その形態から「地図状発赤」（**図2**）と表現しております．

 この除菌後に生じる「境界明瞭な発赤陥凹」の成因として，組織学的腸上皮化生の関与が報告されております．Nagataらは発赤をMottled patchy erythema（MPE）として，同部では周囲粘膜に比べ組織学的腸上皮化生が多くみられることを報告しています[1]．またWatanabeらは未感染・現感染・

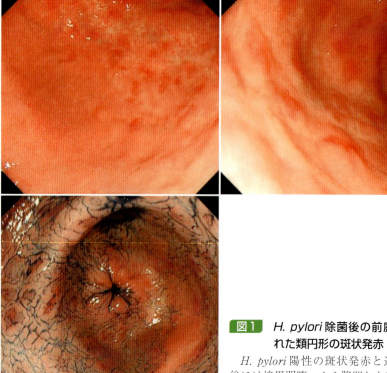

図1 *H. pylori* 除菌後の前庭部にみられた類円形の斑状発赤

H. pylori 陽性の斑状発赤と違い，除菌後には境界明瞭・やや陥凹した類円形の発赤としてみられる．

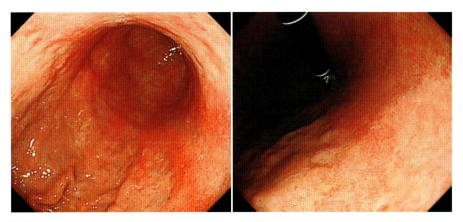

図2 *H. pylori*除菌後の体部にみられる地図状発赤
体部には類円形よりも広い発赤としてみられることが多い．前庭部の境界明瞭な斑状発赤と同様に，腸上皮化生関連の除菌後に特異的な所見であり，*H. pylori*既感染の疾患リスクを考慮しながら内視鏡観察を行う必要がある．

除菌後ではMPEが除菌後に多くみられることを報告しており[2]，この所見は*H. pylori*感染状態に関する非常に重要と考えられております．

京都分類作成時には内視鏡でみられる形態を重視して用語を設定した経緯があり，除菌後にみられる境界明瞭な発赤陥凹を「斑状発赤」「地図状発赤」の2項目に記載していますが，除菌後の腸上皮化生関連所見として「境界明瞭・陥凹した斑状発赤」「地図状発赤」は基本的に同様なものと考えられます．今後の検討により形態以外に成因や臨床的意義もまったく同じであれば，用語の再設定を検討する必要があるかもしれません．

いずれにせよ除菌後に周囲にびまん性発赤のない多彩な形態の比較的"境界明瞭な発赤陥凹"が観察された場合には，除菌後腸上皮化生関連所見として癌などの疾患リスクを考慮しながら内視鏡観察を行うことが重要と考えられます．

文　献

1) Nagata N, Shimbo T, Akiyama J, et al：Predictability of Gastric Intestinal Metaplasia by Mottled Patchy Erythema Seen on Endoscopy. Gastroenterology Res　2011；4：203-209
2) Watanabe K, Nagata N, Nakashima R, et al：Predictive findings for *Helicobacter pylori*-uninfected, -infected and -eradicated gastric mucosa: Validation study. World J Gastroenterol 2013；19：4373-4379

（川村昌司，寺尾秀一）

除菌後の所見

Q24 除菌後に地図状発赤がみられる症例の割合はどの程度ですか

A 地図状発赤の出現率は除菌成功例の約10〜25％程度ですが，ESDが可能な分化型早期胃癌例（高度萎縮例）からみると約30％程度です

　地図状発赤（map-like redness）は *H. pylori* 除菌後に出現する特徴的所見の一つであり，その本態は腸上皮化生とされています[1]．除菌後の前庭部にみられる斑状発赤も同様の変化ですが，本稿ではおもに胃体部に出現する地図状発赤について説明します．

　筆者（安田ら）は，「胃炎の京都分類」考案の契機となった第85回日本消化器内視鏡学会総会のシンポジウムにおいて，除菌後の内視鏡所見の変化を次のように報告しました[2]．平成18〜20年の間に香川県立がん検診センターにおいて，ガイドラインに準じて除菌治療を施行した101症例（除菌成功群81例，除菌失敗群20例）を対象とし，除菌後6〜12カ月以降の内視鏡所見を検討しました．その結果，除菌成功例で胃体部に地図状発赤（当時はまだら発赤と呼称していた）が出現した頻度は9.9％（8例）であり，除菌失敗群では出現例を認めませんでした．

　地図状発赤は病理組織学的に腸上皮化生を示すため，胃粘膜の萎縮が高度であるほど除菌後に認められやすくなり，除菌後の胃癌発生の予測因子になりうると考えられます．早期胃癌のESD 122例を除菌前後で観察した報告によると[3]，その大多数の症例が高度萎縮と腸上皮化生を伴っており，32％の症例で除菌後に地図状発赤が認められたとしています．さらに，地図状発赤を有する症例では有さない症例に比較して，有意に異時性発癌が多かったと報告しています（64％ vs. 25％）．

　また，村尾ら[4]は除菌後胃癌群58例（平均年齢69.2歳，男性45例，女性13例，除菌後期間平均65.5カ月）と萎縮性胃炎除菌群（平均年齢68.0歳，男性75例，女性25例，除菌後期間は平均66.7カ月）100例における地図状発赤の頻度を比較検討しています．その結果，地図状発赤は除菌後胃癌群37例（63.8％）に対して，萎縮性胃炎除菌群では25例（25％）に認められ，有意に除菌後胃癌群に多く認められたと報告しています（p＜0.001）．

　今後のさらなる検討が待たれますが，地図状発赤の出現率は除菌成功例の約10〜25％程度でありますが，ESDが可能な分化型早期胃癌例（高度萎縮例）からみると約30％程度ということになります．

文献
1) Nagata N, Shimbo T, Akiyama J, et al：Predictability of gastric intestinal metaplasia by mottled patchy erythema seen on endoscopy. Gastroenterology Research　2011；4：203-209
2) 安田　貢，山ノ井昭，尾立磨琴：*H. pylori* 除菌前後の特徴的な胃内視鏡所見の検討．Gastroenterol Endosc　2013；55（Suppl 1）：1002
3) Moribata K, Kato J, Iguchi M, et al：Endoscopic features associated with development of metachronous gastric cancer in patients who underwent endoscopic resection followed by *Helicobacter pylori* eradication. Digestive Endoscopy　2016；28：434-442
4) 村尾高久，藤田　穣，塩谷昭子：*H. pylori* 除菌後胃癌の臨床的特徴と背景胃粘膜における地図状発赤の検討．Gastroenterol Endosc　2017；59（Suppl 1）：921

（安田　貢，鎌田智有）

除菌後の所見

Q25 除菌施行後に，特異型腸上皮化生は地図状発赤に変化するのでしょうか

A 除菌後に特異型腸上皮化生が地図状・斑状発赤に変化したと思われる例がありますが，その頻度は現時点で明らかではありません

　H. pylori 感染により胃粘膜では炎症・腺萎縮が進みますが，それとともに組織学的腸上皮化生も散見されるようになります．この組織学的腸上皮化生に関連した内視鏡所見について，1971年，横山・竹山らが"灰白色""扁平隆起"を呈するものを"特異型腸上皮化生"と命名し，同部位からは生検で高率に腸上皮化生がみられることを報告しました[1]．しかし，メチレンブルー染色を用いた検討にもあるように，灰白色隆起以外にも組織学的腸上皮化生が広く存在することから，すべての組織学的腸上皮化生を内視鏡で診断することは困難とされています[2]．

　さて，組織学的腸上皮化生は *H. pylori* 除菌後に一部改善する報告もありますが，多くの例では残存します．近年，除菌後の組織学的腸上皮化生関連所見として"地図状""斑状"の境界明瞭・やや陥凹した発赤粘膜が報告されています．このような発赤からは生検で腸上皮化生が高率にみられることが判明し[3]，*H. pylori* 除菌の診断としても有用とされています[4]．

　しかし，この境界明瞭・陥凹した"地図状""斑状"発赤がすべての除菌例でみられるわけでありません．除菌後も腸上皮化生が残存している例が多い状況を考えると，どのような例で発赤変化がみられるのかは明らかではありません．確かに除菌前後で特異型腸

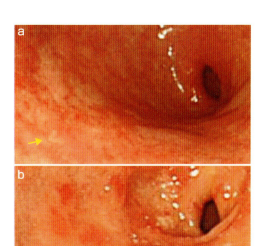

図1 *H. pylori* 除菌前後で特異型腸上皮化生が斑状発赤に変化した症例
a：除菌前（矢印は黄色腫）
b：除菌後（黄色腫との位置関係をみると灰白色隆起が発赤に変化している）

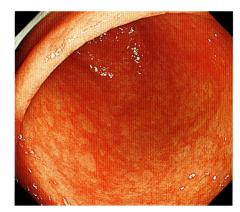

図2 *H. pylori* 除菌後3年目でもみられた前庭部の灰白色扁平隆起（特異型腸上皮化生）

61

上皮化生が斑状発赤に変化したと思われる症例（図1）もありますが，除菌後粘膜でも灰白色変化が残る例があることから（図2），除菌前と同様に除菌後も組織学的腸上皮化生関連の内視鏡像は多彩であると考えられます．

近年，画像強調を用いた腸上皮化生関連所見も報告されており，通常内視鏡でみられる腸上皮化生関連所見についてもその成因を含めてさらに解明する必要があると考えます．

文 献
1) 横山　泉，竹本忠良，木村　健：腸上皮化生の

内視鏡診断. 胃と腸　1971；6：869-874
2) Kaminishi M, Yamaguchi H, Nomura S, et al: Endoscopic classification of chronic gastritis based on a pilot study by the Research Society for Gastritis. Dig Endosc 2002; 14: 138-151
3) Nagata N, Shimbo T, Akiyama J, et al: Predictability of Gastric Intestinal Metaplasia by Mottled Patchy Erythema Seen on Endoscopy. Gastroenterology Res　2011; 4: 203-209
4) Uedo N, Ishihara R, Iishi H, et al: A new method of diagnosing gastric intestinal metaplasia: narrow-band imaging with magnifying endoscopy. Endoscopy 2006; 38: 819-824

（安田　貢，川村昌司）

除菌後の所見

Q26 除菌成功後の所見で inactive gastritis ではなく non-gastritis と診断される場合がありますか

A 除菌後に内視鏡的正常胃（C-0），病理学的にも non-gastritis となる症例があります

　慢性非活動性胃炎（chronic inactive gastritis；CIG）は，病理学的には胃粘膜に慢性炎症細胞（単核細胞）の浸潤があるも，好中球浸潤を伴わないものです．過去の H. pylori 感染の多くは CIG になりますが，自己免疫性胃炎などでも CIG と同様の病理学的変化がみられます．正常粘膜（normal）は H. pylori 未感染に相当する粘膜で，胃底腺領域には胃底腺が，幽門腺領域には幽門腺があり，ほとんど炎症細胞浸潤がないものをいいます．非胃炎（non-gastritis）は，「胃炎の京都分類」で H. pylori 現感染でも既感染でもない胃，つまり未感染正常胃を想定してつけられた内視鏡用語で，病理学的用語ではありません．「胃炎の京都分類」を作るときに未感染正常胃を「正常」とする意見と，「非胃炎」とする意見があり，あまり深く議論されず後者が採用されたというのが実情です．病理学的には，non-gastritis は炎症細胞浸潤がない胃粘膜と解釈され，正常粘膜だけで

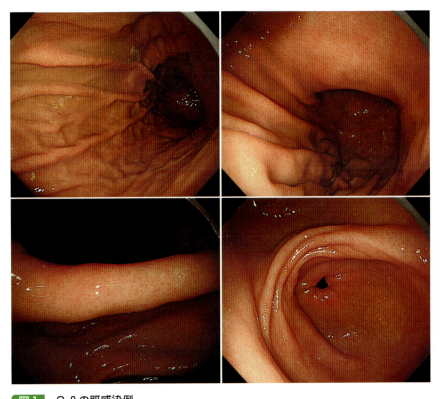

図1 C-0 の既感染例
67歳，女性．H. pylori 除菌9年後に C-0 と診断した症例

なく，炎症が終息した遠い過去の感染や腸上皮化生も含まれてしまうことになり，議論の残る呼び方です．将来は病理医を含めた深い議論の末，呼び方を考え直す時がくると思われます．

さて，表題の質問は「除菌成功後にC-0の正常胃と見分けがつかなくなる症例があるか」という意味に解釈して解説します．まず，回答は「あります」ということになります．実際の症例を呈示します（図1）．除菌後には，未感染正常胃とほとんど見分けがつきません．このような症例の生検組織を見てみると炎症細胞浸潤はほとんどなく，non-gastritis といってもよい組織像でした（図2）．

以上より，除菌後に内視鏡的正常胃（C-0）と同様の胃になる症例は，病理学的にも non-gastritis で，正常胃とほぼ同じであったということがわかりました．したがって，表題の「除菌後に non-gastritis と診断される症例」は「ある」ということになります．ただ，これは多数の症例を解析して得た結論ではありませんので，すべての症例がそうだとは言い切れません．少なくとも除菌後に正常胃（C-0）と同様の胃粘膜になる症例があるということだけは確かです．

「内視鏡的正常胃」の中には H. pylori 未感染だけでなく既感染が含まれているというこ

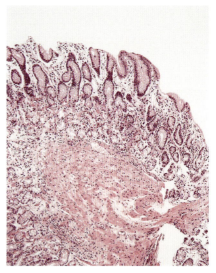

図2 除菌後 C-0 となった症例の前庭部生検病理組織像
粘膜内に炎症細胞浸潤はほとんどないので，non-gastritis と診断できる．

とを銘記すべきで，内視鏡的な胃がんリスク診断や背景胃粘膜診断では，除菌歴を必ず参考にしなければなりません．また，血清抗 H. pylori 抗体検査がされている場合には，必ず抗体価を参考にすべきです．抗体価がいわゆる陰性高値（栄研化学のELISA法で 3.0〜10.0 U/mL）では，内視鏡的正常でも過去の感染を疑うべきです．

〔中島滋美，鎌田智有〕

内視鏡機種の影響

内視鏡の機種によって胃炎所見の判断が異なることはありませんか

「胃炎所見の見え方」が多少異なることはありますが，*H. pylori* 感染状態の判断が異なることはまれと思われます

　画像解像度の高くない内視鏡機器を用いた場合，背景胃粘膜診断に苦慮することがあることは否定できません．また，使用する内視鏡システムやスコープにより，RAC（regular arrangement of collecting venules）の見え方が異なることもあります．さらに，同じ内視鏡システムやスコープを用いても適応型IHb色彩強調や構造強調の設定により，"赤さ"の見え方が異なり，びまん性発赤の判断に悩むこともあるかもしれません．内視鏡システムの色彩強調や構造強調を最適に設定しておくことが必要です．

　スクリーニング検査では通常光（白色光）による観察が基本ですが，NBI（Narrow Band imaging），あるいは，BLI（Blue Laser Imaging）・LCI（Light Color Imaging）の光デジタル法で画像強調観察ができる機種では有効活用することも望まれます（図1，2）．それらを用いることにより，*H. pylori* 除菌後にみられる体部小彎のまだらな萎縮粘膜が明瞭化し，また，LCIでは白色光よりもびまん性発赤の判断が簡単になることや腺境

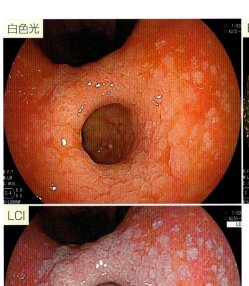

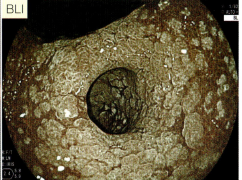

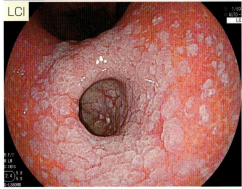

図1　腸上皮化生
　腸上皮化生粘膜はBLI（Blue Laser Imaging）では明緑色，LCI（Linked Color Imaging）では淡紫色に色調強調される．
〔内視鏡画像は川崎医科大学総合医療センター総合健診センター教授　鎌田智有先生の提供〕

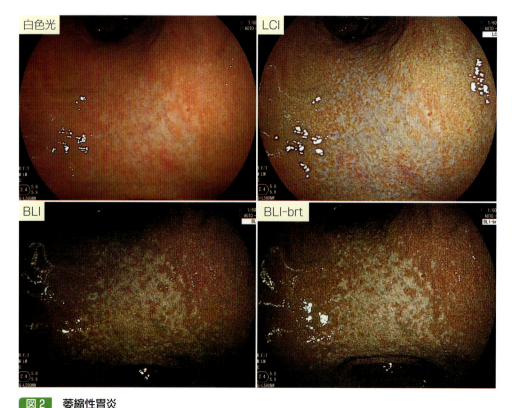

図2 萎縮性胃炎
　　　H. pylori 除菌治療後の体下部小彎のまだらな萎縮粘膜は画像強調により明瞭化する．

界が明瞭化することも経験しています．また，多施設ランダム比較試験において，非拡大NBI観察は白色光観察に比べ，腸上皮化生の検出率が有意に高かったことが報告されています[1]．LCI観察による腸上皮化生はうす紫や淡いラベンダー色になり判断が簡単になります．

　以上のように，内視鏡機器により「胃炎所見の見え方」に多少異なることは否定できません．しかし，真実は一つであり，胃粘膜状態（*H. pylori* 未感染・現感染・既感染）についての総合判断が使用する機種により異なることはまれと思われ，また，異なってはならないと思われます．背景胃粘膜評価はスクリーニング検査において実施することが基本です．すべての施設で最新鋭の内視鏡機器を準備できるわけではありません．使用する内視鏡機器の特徴をよく理解したうえで，背景胃粘膜診断に習熟することが原則と考えられます．また，必要に応じて最低限の内視鏡機器を更新することも考慮すべきと思われます．

文　献

1) Ang TL, Pittayanon R, Lau JY, et al：A multi-center randomized comparison between high-definition white light endoscopy and narrow band imaging for detection of gastric lesions. Eur J Gastroenterol Hepatol　2015；27(12)：1473-1478

（井上和彦，大和田進）

薬剤の影響

Q28 薬剤による胃粘膜変化はどのようなものですか

A プロトンポンプ阻害薬長期服用者には，特徴的な胃粘膜変化がみられます

近年，薬剤による胃粘膜変化に関して理解が深まりつつあります．「胃炎の京都分類」は，胃炎の主因である *H. pylori* 感染に重点をおき，感染状態別の変化を系統的にとりまとめたものですが，*H. pylori* 以外にも胃粘膜変化（傷害）に関与する因子があります．その代表的なものが薬剤服用に起因する変化であり，「胃炎の京都分類」においても薬剤性胃粘膜傷害について言及されています．

非ステロイド系消炎鎮痛薬（NSAID）や低用量アスピリン（LDA）は，多発性のびらん，潰瘍を引き起こします．*H. pylori* 未感染者には前庭部に，現感染者には体部に病変が生じることが多いとされています．

さらには，プロトンポンプ阻害薬（PPI）長期使用者では，特徴的な胃粘膜変化が生じることが明らかとなってきました．本邦の多施設前向き試験において，PPI 長期服用者では，過形成性ポリープ，胃底腺ポリープの有病率が上昇することがすでに報告されています（Q10, 11 を参照）．前者は高ガストリン血症が，後者は *H. pylori* 未感染者がポリープ増大のリスク因子とされています．加えて，体部には，敷石状の粘膜変化（cobble-stone like mucosa；CLM）（図1），および多発性白色扁平隆起（multiple white elevated lesion；MWEL：通称　春間・川口病変）（図2）が高率に出現することもわかってきました[1),2)]．CLM は PPI による壁細胞傷害と再生が，MWEL は腺窩上皮の過形成性変化がその主体であり，前者は男性に，後者は女性により多くみられます[2)]．また黒点（black spot）も，PPI 服用者で多くみられる所見として注目されています[3)]．

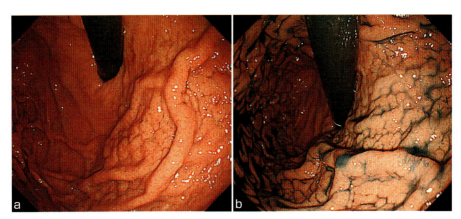

図1 PPI 長期投与例にみられた胃体部の敷石状粘膜（60歳代，男性）
a：白色光観察，b：インジゴカルミン散布像

〔文献2）より引用〕

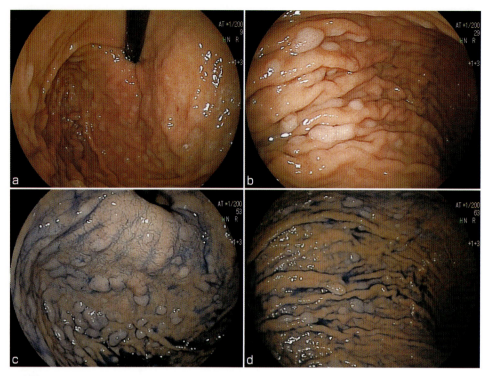

図2 多発性白色扁平隆起

80歳代,女性.逆流性食道炎にて PPI 長期服用中.
a,b:通常観察にて胃体部〜穹窿部大彎に多発する白色扁平隆起を認める.
c,d:インジゴカルミン色素散布にて病変はより明瞭となる.

〔胃炎の京都分類. p.92 より引用〕

文 献

1) Miyamoto S, Kato M, Tsuda M, et al : Gastric mucosal cracked and cobblestone-like changes resulting from proton pump inhibitor use. Dig Endosc 2016 Nov 17. doi : 10.1111/den.12765. [Epub ahead of print]
2) Kiso M, Ito M, Boda T, et al : Endoscopic findings of the gastric mucosa during long-term use of proton pump inhibitor — A multicenter study. Scand J Gastroenterol 2017 ; 52 : 828-832
3) Hatano Y, Haruma K, Ayaki M, et al: Black Spot, a novel gastric finding potentially induced by proton pump inhibitors. Intern Med 2016 ; 55 : 3079-3084

(伊藤公訓,鎌田智有,春間 賢)

胃癌リスクスコア

Q29 胃癌リスク所見のうちもっともリスクが高いのはどの所見ですか

A 分化型胃癌の高リスク所見として，高度の萎縮（open typeなど），腸上皮化生があり，未分化型胃癌では，鳥肌胃炎，皺襞腫大があります．*H. pylori* 除菌後は，地図状発赤を伴う場合にとくに注意を要します

　代表的な内視鏡所見のうちで胃癌リスクが高い所見を，*H. pylori* 現感染例と既感染例に分けて考えてみます．

▶ *H. pylori* 現感染例において胃癌リスクが高い所見

　この場合，もっともリスクが高い所見は open type の萎縮（木村・竹本分類の O-1〜O-p）であり，組織学的には腸上皮化生（IM）が挙げられます．Masuyamaら[1]は，除菌例を除いた約28,000例の胃癌発生頻度を萎縮の程度で解析し，C-0からO-3まで段階的に胃癌頻度が上昇すると報告しています．このデータを用いてオッズ比（OR）と相対リスク（RR）を算出すると，C-0に対する closed type のオッズ比は5.6，open type は64.8で，open type の closed type に対する相対リスクは，11.5倍です．オッズ比を細かくみると，C-1は0.5，C-2は5，C-3は15，O-1は30，O-2は80，O-3（O-pを含む）は118です（図1）．さらに相対リスクは，C-1からC-2，C-2からC-3へと階段を一段上がるたびに胃癌リスクが2倍から3倍に上昇し，O-3は約100倍に達します．これを京都分類の萎縮スコア（A_0〜A_2）[2]で示すと，オッズ比は，A_0（C-0，C-1）を1として A_1（C-2〜C-3）は19.8，A_2（O-1〜O-p）は135となります（図2）．相対リスクは，A_1 は A_0 の約20倍，A_2 は A_1 の約7倍です．

　萎縮は主として分化型癌のリスクですが，未分化型癌の場合は，鳥肌（N），皺襞腫大（H）で高リスクとされています．木村・竹本分類 C-0〜C-2，C-3〜O-1，O-2〜O-3で未分化型癌に対する分化型癌のオッズ比を算

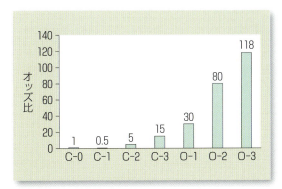

図1　内視鏡による萎縮の程度（木村・竹本分類）による胃癌リスク

〔Masuyama H, et al: Digestion 2015; 91: 30-36 より大和田改定〕

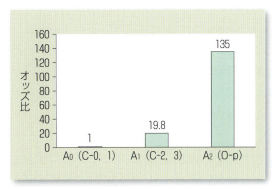

図2　「胃炎の京都分類」のリスクスコアによる胃癌リスク

〔Masuyama H, et al: Digestion 2015; 91: 30-36 より大和田改定〕

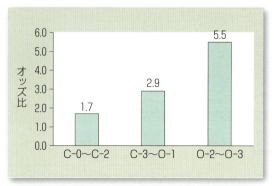

図3 木村・竹本分類による分化型癌に対する未分化型癌とのリスク

〔Masuyama H, et al: Digestion 2015; 91: 30-36 より大和田改定〕

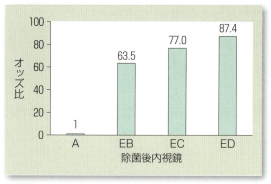

図4 除菌後例の内視鏡 ABC による胃がんリスク

(DDW 2015, Washington)

出すると，各々1.7，2.9，5.5となります（**図3**）．C-0〜C-2では未分化型癌のオッズ比が高く，鳥肌，皺襞腫大は注意すべき所見といえるでしょう．

▶ *H. pylori* 既感染例において胃癌リスクが高い所見

除菌によって，皺襞腫大（H），鳥肌（N），びまん性発赤（R）等の活動性胃炎の所見が消退し，萎縮が改善すれば，胃癌リスクは軽減するものと考えられます．しかし，萎縮や腸上皮化生が高度の場合は依然として胃癌リスクは高いかもしれません．*H. pylori* 除菌後の早期胃癌例と非癌例の比較検討では，前者で有意に多かった所見として，やはりopen type の萎縮，まだら発赤（地図状発赤）が挙げられています[3]．

大和田ら[4,5]は，内視鏡 ABC 分類した除菌成功566例にEを冠して表現し，除菌後内視鏡 A（EA）に対する相対リスクを算出しており，相対リスクは内視鏡 EB（C-1，C-2）63.5，内視鏡 EC（C-2，O-1，IM_1）77.0，内視鏡 ED（O-2，O-3，IM_2）87.4と報告しています（**図4**）．やはり，除菌前と同様，萎縮の範囲や腸上皮化生の程度が胃癌リスクを反映しているようです．

ただ，除菌後のリスクで注意すべき点として，皺襞腫大などの炎症性所見は除菌後に消退することが多く，未分化型癌のリスクを見落とす可能性があるということがあります．除菌前の内視鏡所見を念頭においた経過観察が重要といえます．

欧米では組織学的な腸上皮化生 OLGIM や萎縮性胃炎 OLGA が胃癌のリスクの評価に使われていますが，本邦では，組織学的な検索のための侵襲的な生検をしなくても，内視鏡による背景胃粘膜の所見から胃癌発生リスクがわかるのです．画像強調内視鏡（IEE）などの技術の進歩で腸上皮化生（IM）の診断が容易となれば，さらに胃癌のリスク評価が進化すると考えられます．

文 献

1) Masuyama H, et al：Relationship between the degree of endoscopic atrophy of the gastric mucosa and carcinogenic risk. Digestion 2015；91：30-36
2) 加藤元嗣：胃癌を考慮した内視鏡所見スコア—解説．春間 賢監：胃炎の京都分類．2014，99-103，日本メディカルセンター，東京
3) 安田 貢，山ノ井昭，尾立磨琴：*H. pylori* 除菌後の早期胃癌における内視鏡的胃炎の検討．Gastroenterol Endosc 2013；55（Suppl 1）：900
4) 大和田進，乾 純和，乾 正幸：内視鏡 ABC 分類．Helicobacter Research 2011；15：79-80
5) Ohwada S, et al：Gastric cancer risk stratification based on endoscopic grading of *Helicobacter pylori* gastritis, atrophic gastritis and intestinal metaplasia. DDW Washington 2015

〈大和田進，安田 貢〉

胃癌リスクスコア

Q30 「胃癌リスクスコア」の中にあるびまん性発赤は胃癌リスクですか

びまん性発赤は H. pylori 感染の特異的所見のため胃癌リスクとなります

　萎縮，腸上皮化生，皺襞腫大，鳥肌，びまん性発赤の5つの胃炎所見をスコア化して，胃癌リスクの程度を示した胃癌リスクスコアが提案されています．内視鏡的萎縮や腸上皮化生の程度が胃癌リスクと密接に関連していることは多くの報告で示されています[1,2]．胃X線検査の検討ですが，胃体部の皺襞ひだの幅が広がるにつれて未分化型胃癌のリスクが高くなることも報告されています[3]．また，鳥肌状胃炎は若い女性において未分化型胃癌の高リスクになることも明らかにされました[4]．一方，びまん性発赤については，胃癌リスクを直接検討した報告はありませんが，びまん性発赤は H. pylori 感染に特異的な所見であり，除菌成功によって速やかに消失する所見でもあります．H. pylori 感染の状態によって胃癌リスクは異なり，H. pylori 感染，H. pylori 除菌後，H. pylori 未感染の順で胃癌リスクは高くなっています．びまん性発赤を胃癌リスクスコアに加えていることで，除菌成功後にはスコアが1点ないし2点下がるために，H. pylori 除菌の胃癌予防効果が反映されることになります．また，除菌後に地図状発赤が出現することで，除菌後の腸上皮化生スコアが高くなる場合も想定されますが，びまん性発赤が胃癌リスクスコアに加わっていることで，除菌後に胃癌リスクスコアが高くなる事態を防ぐ役割にもなります．

文　献

1) Kato I, Tominaga S, Ito T, et al：Atrophic gastritis and stomach cancer risk：cross-section analyses. Jpn J Cancer Res　1992；83：1041-1046
2) 井上和彦，藤澤智雄，千貫大介，他：胃癌発生の背景粘膜─人間ドックにおける内視鏡検査からの検討．胃と腸　2009；44：1367-1373
3) Nishibayashi H, Kanayama S, Kiyohara T, et al：*Helicobacter pylori*-induced enlarged-fold gastritis is associated with increased mutagenicity of gastric juice, increased oxidative DNA damage, and an increased risk of gastric carcinoma. J Gastroenterol Hepatol　2003；18：1384-1391
4) Kamada T, Tanaka A, Yamanaka Y, et al：Nodular gastritis with *Helicobacter pylori* infection is strongly associated with diffuse-type gastric cancer in young patients. Dig Endosc　2007；19：180-184

〈加藤元嗣，鎌田智有〉

胃癌スクリーニング

Q31 胃炎の診断は胃癌の見つけ出しにどのように役立ちますか

A *H. pylori* 感染状態により注意すべき胃癌の特徴が異なります．胃癌リスク評価にも胃炎診断は重要です

　内視鏡による胃癌のスクリーニング検査においては，*H. pylori* 感染状態（現感染・既感染・未感染）を内視鏡所見から診断し，胃癌発生リスクを正しく評価することで，その後のフォローアップ期間などの適切な対応と指導を行うことが可能になります．また *H. pylori* 感染状態や胃炎の状態によって発見される癌のタイプや発生部位などに特徴があるため，胃炎診断を正しく行うことは癌の見つけ出しに役立ちます．

▶ *H. pylori* 現感染

　H. pylori 現感染例では粘膜の萎縮が高度であれば，萎縮粘膜を背景とした高分化型腺癌が萎縮粘膜や移行帯を含んだ萎縮境界付近粘膜から発生します[1]．高分化型腺癌の場合には，境界明瞭な発赤領域などに注意して観察する必要があります．

　H. pylori 現感染例で萎縮が軽度で鳥肌胃炎や皺襞腫大がある場合には非萎縮粘膜から未分化型癌の発生が起こるので，びまん性発赤や浮腫の強い非萎縮粘膜での孤立性の褪色や発赤領域に注意して観察します．皺襞腫大を伴う症例では体部のびまん浸潤型胃癌の合併が多いことが報告されているので注意が必要です[2]．

　胃癌ハイリスクの胃炎所見として，分化型胃癌では高度萎縮，腸上皮化生，高度の白濁粘液付着，黄色腫が，未分化型胃癌では鳥肌や皺襞腫大が挙げられます．そのような胃炎所見を認めた場合には，胃癌発生リスクが高いことを説明して，除菌治療を施行し，除菌成功後には定期的な内視鏡検査を勧めることが重要です．

▶ *H. pylori* 除菌後

　H. pylori 除菌後でも高分化型腺癌が萎縮粘膜と萎縮境界付近から発生します．除菌から時間が経過することで，除菌前は粘膜萎縮であった部位でも萎縮の改善が起こり非萎縮粘膜に癌が発見されることがあります[3]．地図状発赤は腸上皮化生が領域をもって存在するために出現するので，地図状発赤は胃癌の高リスクであるため，注意が必要です．

　除菌後には胃癌の表面が異型の少ない上皮に被覆されることがあり，癌の境界診断が難しいことがしばしば経験されます[4]．近接観察では異型が目立たない病変や境界が不明瞭な病変があることから，遠景観察時に周囲と異なる変化に注意して観察する必要があります．除菌後にはびまん性発赤や高度の白濁粘液付着，皺襞腫大などの胃癌ハイリスクの胃炎所見の多くが消失します．可能であれば除菌前の内視鏡所見を事前に把握しておくことも重要です．除菌後にも認められる胃癌ハイリスク所見としては黄色腫や高度萎縮，地図状発赤などがあります．

▶ *H. pylori* 未感染

　H. pylori 未感染の場合には，胃癌の発生

頻度は非常に低いですが，今後発見されることが増えると思われます．腺境界付近では印環細胞癌が，胃穹窿部から胃体部にかけては胃型の低異型度分化型胃癌で中には腺窩上皮型高分化型腺癌や胃底腺型胃癌が含まれ，胃食道接合部から噴門部にかけては分化型癌が発見されます．印環細胞癌では，前庭部・胃角部を中心とした孤立性の褪色領域などには注意して観察します．胃底腺型胃癌では，粘膜下腫瘍様病変，血管拡張像，黒色点に注意して観察します．噴門部癌では発赤領域や隆起性病変に注意して観察します．

文　献

1) Kato I, Tominaga S, Ito Y, et al : Atrophic gastritis and stomach cancer risk : cross-sectional analyses. Jpn J Cancer Res　1992 ; 83 : 1041-1046

2) Nishibayashi H, Kanayama S, Kiyohara T, et al : Helicobacter pylori-induced enlarged-fold gastritis is associated with increased mutagenicity of gastric juice, increased oxidative DNA damage, and an increased risk of gastric carcinoma. J Gastroenterol Hepatol　2003 ; 18 : 1384-1391

3) 小野尚子，加藤元嗣，安孫子怜史，他 : *Helicobacter pylori* 除菌後の萎縮性胃炎の変化—内視鏡的萎縮は改善するのか．Helicobacter Research　2015 ; 19 : 362-366

4) Kobayashi M, Hashimoto S, Nishikura K, et al : Magnifying narrow-band imaging of surface maturation in early differentiated-type gastric cancers after Helicobacter pylori eradication. J Gastroenterol　2013 ; 48 : 1332-1342

（北村晋志，加藤元嗣）

索　引

和　文

あ

アミロイドーシス　28, 29

い

胃癌スクリーニング　72
胃癌リスク　69, 71
異時性発癌　60
萎縮　11, 15, 69, 72
　　——の生じた胃底腺粘膜　18
　　——のない胃底腺粘膜　38
　　前庭部の——　19
　　内視鏡的——　12, 15, 17
　　斑状——　19
　　まだら——　19
萎縮性胃炎　66
胃体部粘膜
　　——のひだの性状　36
　　——の再生様胃粘膜所見　53,
　　55
胃底腺型胃癌　73
胃底腺粘膜　18
　　萎縮の生じた——　18
　　萎縮のない——　38
胃底腺ポリープ　31
　　——の増大　33
　　除菌後の——　34
胃底腺ポリポーシス　33
胃底腺 - 幽門腺境界　15
胃ポリープの鑑別　31
印環細胞癌　73

お

黄色腫　55, 61, 72

か

灰白色隆起　61
潰瘍性大腸炎に伴う胃炎　29

拡大内視鏡　17
家族性大腸腺腫症に伴う胃底腺ポ
　　リポーシス　33
活動性胃炎のなごり　42
感染性胃炎　30

き

木村・竹本分類　12, 17
　　——改訂版　15
境界明瞭な発赤陥凹　59

け

結節状隆起　46

こ

好酸球性胃炎　29, 30, 40

さ

サルコイドーシス　29

し

敷石状粘膜　40, 67
色調逆転現象　55
自己免疫性胃炎　16, 22, 40
集合細静脈　38
樹枝状血管　17
除菌後
　　——の RAC 回復　42
　　——の胃底腺ポリープ　34
　　——の胃粘膜所見　53
　　——の鳥肌胃炎　47
　　——のびまん性発赤　30
除菌後胃癌　60

す

皺襞腫大　69, 70, 72
　　——の定義　36

皺襞腫大, 蛇行　11, 36
　　——の改善　53

せ

正色調粘膜　9, 10
正常胃　63
腺萎縮　56
腺窩上皮過形成性ポリープ　31,
　　55
腺窩上皮型高分化型腺癌　73

そ

組織学的腸上皮化生　56, 58,
　　60, 61

た

多発性白色扁平隆起　67, 68

ち

地図状発赤　9, 10, 28, 44, 53,
　　56, 58, 60, 61, 70, 72
腸上皮化生　11, 15, 18, 44, 56,
　　60, 66, 69, 72
　　組織学的——　56, 58, 60, 61
　　特異型——　44, 61

て

点状発赤　28, 48
　　——の消失　48

と

特異型腸上皮化生　44, 61
鳥肌　11, 46, 69, 70, 72
　　——の改善　53
鳥肌胃炎　46
　　——と腸上皮化生の鑑別　47
　　除菌後の——　47

74

泥沼除菌　22

な

内視鏡的萎縮　17
　　——境界　15
　　——範囲　12
内視鏡的正常胃　63

に

「にせ」RAC　38

ね

粘膜腫脹　9, 10
　　——の消失　53

は

白色斑点　46
白濁粘液　9, 10
　　——の改善　53
　　——付着　72
汎萎縮　23
斑状萎縮　19
斑状発赤　28, 58, 60

ひ

非ステロイド系消炎鎮痛薬
　（NSAID）　67
ひび割れ様粘膜　40
びまん性発赤　9, 10, 25, 27,
　53, 70, 71
　　——と地図状発赤の鑑別　27
　　——と点状発赤の鑑別　27
　　——と斑状発赤の鑑別　27
　　——のLCIによる診断　25
　　——の消失　9, 10
　　——の見え方　65
　　——類似発赤調粘膜　27
表層性胃炎　50

ふ

プロトンポンプ阻害薬（PPI）
　32, 33, 35, 67
分化型胃癌　72
　　——のリスク　69
噴門部癌　73

へ

ヘマチン　52
ヘリコバクター胃炎　40

ま

まだら萎縮　19
慢性非活動性胃炎　63

み

見上げ観察　12
見下ろし観察　12
未分化型胃癌　72
　　——のリスク　69, 71

も

門脈圧亢進性胃症　29

や

薬剤性胃炎　30
薬剤による胃粘膜変化　67

ゆ

幽門腺化生　18

り

稜線状発赤　50
　幽門側胃切除後の——　52

欧　文

A

A型胃炎（autoimune gastritis；
　AIG）　16, 22, 40

B

BLI（Blue Laser Imaging）　18,
　45, 65

C

collagenous 胃炎　29

F

fundic gland polyposis　33

H

H. pylori 既感染　9, 10
　　——の胃癌リスク　70
H. pylori 現感染　9, 10
　　——の胃癌リスク　69, 72
H. pylori 除菌後の胃癌リスク
　72
H. pylori 未感染　9, 10
　　——の胃癌リスク　72
Helicobacter suis 胃炎　41

I

IEE（image enhanced endoscopy）
　17
inactive gastritis　63

L

LBC（light blue crest）　45
LCI（Linked Color Imaging）
　18, 25, 30, 45, 50, 65

N

NBI（Narrow Band Imaging）
45，65
──拡大内視鏡　17，18
non-gastritis　63
NSAID　67

O

OLGA（Operative Link on
Gastritis Assessment）　18，70
OLGIM（Operative Link on
Gastric Intestinal Metaplasia
assessment）　18，70

P

PCP（parietal cell protrusion）
33
PPI（proton pump inhibitor）
32，33，35，67

R

RAC（regular arrangement of
collecting venules）　9，10，
20，38
──消失　25，40
──の拡大内視鏡像　38
──の見え方　65

除菌後の──　42
典型的──　38
「にせ」──　38

W

WOS（white opaque substance）
45

胃炎の京都分類 Q and A

2017 年 10 月 20 日　第 1 版 1 刷発行
2019 年 8 月 5 日　第 1 版 2 刷発行

監　　修　春間　賢
編　　集　加藤　元嗣，井上　和彦，村上　和成，鎌田　智有
発 行 者　増永　和也
発 行 所　株式会社 日本メディカルセンター
　　　　　東京都千代田区神田神保町 1-64（神保町協和ビル）
　　　　　〒 101-0051　TEL 03（3291）3901（代）
印 刷 所　株式会社アイワード

ISBN 978-4-88875-300-5

©2017　乱丁・落丁は，お取り替えいたします.

本書に掲載された著作物の複製・転載およびデータベースへの取り込みに関する許諾権は
日本メディカルセンターが保有しています.

JCOPY ＜出版者著作権管理機構委託出版物＞
本書のコピーやスキャン等による無断複製は著作権法上での例外を除き禁じられています. 複製さ
れる場合は，そのつど事前に，出版者著作権管理機構（電話 03-5244-5088，FAX 03-5244-5089，
e-mail：info@jcopy.or.jp）の許諾を得てください.